顛峰體能

GAME PLAN

A PROVEN APPROACH TO WORK, LIVE, AND PLAY AT
THE HIGHEST LEVEL POSSIBLE—
FOR AS LONG AS POSSIBLE

邁克・曼西亞斯 MIKE MANCIAS 著　蔡世偉 譯

本書僅為資訊來源。書中包含的資訊絕無法替代合格醫療專業人員建議。在開始任何新的飲食、訓練或其他健康計畫之前，都該先諮詢合格的醫療專業人員。

　　本書出版之日，作者已盡一切努力確保書中所含資訊的準確性。對於使用或應用本書所含資訊而產生的不良影響，作者和出版商明確聲明不承擔任何責任。

　　本書引用的網站連結上的材料均為作者所有。哈潑柯林斯出版公司對使用這些網站上的材料而可能產生的後果均不承擔任何責任。所有此類材料均為補充內容，不屬於本書的一部分。作者保留在2024年底後自行決定關閉網站的權利。

目次

前言／勒布朗・詹姆斯　　　　　　　　　　　　　　7
序言　　　　　　　　　　　　　　　　　　　　　11

第一章：先腦袋，後身體　　　　　　　　　　　　15
第二章：思考、貫徹、分析、改進　　　　　　　　23

第一部：飲食

第三章：前瞻思考　　　　　　　　　　　　　　　29
第四章：貫徹到底　　　　　　　　　　　　　　　40
第五章：分析反思　　　　　　　　　　　　　　　71
第六章：精益求精　　　　　　　　　　　　　　　80

第二部：運動

第七章：前瞻思考　　　　　　　　　　　　　　　125
第八章：貫徹到底　　　　　　　　　　　　　　　135
第九章：分析反思　　　　　　　　　　　　　　　201
第十章：精益求精　　　　　　　　　　　　　　　211

第三部：恢復

第十一章：前瞻思考	235
第十二章：貫徹到底	241
第十三章：分析反思	255
第十四章：精益求精	261

附錄：27種運動的名稱與圖片	270
致謝	279
參考文獻	282

前言

我在十八歲時第一次見到麥克。我才剛進NBA，而他是騎士隊夏季聯盟的實習生。等到我打NBA的第二年，騎士隊聘他為助理訓練師，我才再次與他相遇。那時，他的舉止和守時立刻吸引了我的注意。他每一天都帶著飢渴、興奮和準備上工的熱情現身——就像我一樣。更重要的是，他了解長久的價值。

從中學時代起，我的心態一直是盡可能長久留在賽場上。記得十三歲的時候，一個朋友叫我要努力打球、享受樂趣，但永遠不要忘記伸展拉筋。

每一場比賽

我每天伸展拉筋兩到三次，不是只有賽前而已，起床後和就寢前也要。這樣一來，我不只**當天**準備好上場打球，明天、後天，以及往後的每一天，我都一樣準備好上場。因為我心知肚明，無論你擁有多少天賦，一旦涉及技巧，天賦能給你的就這麼多了。如果你想要一個長遠而永續的生涯——如果你想要成為傳奇——你必須能為團隊所用。為了做到這一點，你總是必須付出努力。無論如何，沒有藉口。

我聽聞麥克曾在享譽全球的體能教練提姆・格羅佛（Tim Grover）身

邊實習，協助麥可‧喬丹準備復出。當訓練營在那年十月展開，他沒被分配到我這，但當我看到他幫隊上一些老將熱身，就問他：「嘿！能不能也幫我一下？」

據麥克說，還是「新人」的他在那天跟我合作，讓上級人員有些緊張。但我很快就在麥克身上看見亮點，我們一拍即合。我們不只是在NBA嶄露頭角的兩個年輕人，也是目標、原則和工作態度完全契合的兩個人。我需要一個能夠挑戰我，而且不怕這樣做的人。一個能讓我感到自在，而且在我的健康、訓練和恢復上全力以赴的人。每一天，無論如何，沒有藉口。

我一直覺得麥克就是我要找的那個人，因為他跟我一樣相信，長久的生涯始於場上與場下的一致性。即便不在賽場上，也要集中精神，做足準備，以最高水準迎戰每一刻。要知道從失敗中學習的正確方法，因為不管喜不喜歡，你都會失敗。二十年後，我們仍透過邊做邊學持續精進，在對彼此的信任之中嘗試可能有效的新方法。如果行不通，我們就轉而嘗試別的。然而，最重要的是，我們總會自問可以從這次失敗學到什麼。所以當我們再次跨越那個門檻，我就能以不同的方式應對，藉此掌握成功的最大機會。

就算在我高掛球鞋之後，我仍打算繼續做對的事來盡量維持身體機能。透過訓練、恢復和飲食上的堅持，盡可能長久保持狀態，而這當中很大一部分要歸功於麥克。

在我們生活的世界，每個人都試圖成為更好的自己，無論在身體上或精神上。然而，無論你是一個運動員、啟發者，或只是希望變得更好的母親、父親、兄弟或姐妹，麥克分享的運動、訓練和經驗真的能讓任何人獲益，因為它們不只能給運動員力量，也能給人類力量。

我放心把我的職業生涯交給他。

我放心把我的友情交給他。

我放心把我的身體交給他。

我們一起學到的東西已經成為我DNA的一部分,不會消失。

勒布朗・詹姆斯

序言

你今天需要從身體上獲得什麼？

明天呢？

往後的一天、一週、一個月、一年呢？

你需要讓身體更苗條？更強壯？更靈活？更不容易受傷？你需要讓身體在今天、明天，以及未來都盡可能保持最佳狀態，以便享受健康的長壽生活嗎？

當你成為我的客戶，你最好準備隨時聽到這些問題。

我在勒布朗‧詹姆斯NBA生涯的第二年，也就是04-05賽季認識他，當時他正在尋求訓練方面的協助。不難看出他是一個天賦異稟而且獨一無二的運動員。那時的他，只要以天生神力搭配傳統的健身和重訓技巧就能取得成功。他的訓練不是為了更有效率的移動，也沒有任何避免受傷的預防措施。根本沒有架構——沒有伸展計畫或營養計畫，沒有賽前、賽後或中場休息時間的慣例——他就只是繫好鞋帶上場，然後以時速兩百英里衝殺。我眼中的他是一塊空白畫布，所有顏色俱全，只不過尚未以正確的方式組織。

我們最初的談話開啟了往後數千次對話。過往二十年，身為勒布朗的訓練師和恢復專員，我幾乎每一天都和他一對一共事，讓他在生涯中保持最高水準的競技狀態。但在和勒布朗相遇的第一天，我同樣問了他這個問題：**你今天需要從身體上獲得什麼？**

他的回答隨著年齡增長而演變。起初，他只是在尋找更好的訓練和恢

復方式。然後，他想成為全聯盟最強的球員。接著是成為有史以來最強的球員。再來是盡可能長久保持GOAT地位。現在，他希望維持狀態，久到可以跟他的兒子一起在NBA打球。

當你思考這個問題──不只是每日，而是在飲食、活動和恢復相關的某些關鍵決策之前、之間和之後──所有讓你的答案成為現實所需的各個要素終於開始就緒。你也因此走上讓自己更加負責、堅持和成功的道路。

事實上，健康和健身沒有「祕訣」或「靈丹」。我們已經知曉讓人體盡可能長期保持最佳狀態的基本要素：更健康的飲食，更多的鍛煉，以及充足的休息。關鍵差異在於**以最明智的方式來遵循已被證明有效的做法，減少半途而廢或偏離軌道的機率。因為成長沒有止境，而恢復永無休止──除非你決定停下。**

勒布朗在2003年與其他五十七名球員一起進入NBA。其中幾乎半數球員未能在聯盟撐到第五年。十五年後，只剩六人。截至撰寫本文時，勒布朗正在完成個人第二十一個賽季，他是2003梯唯一還留在場上的。不僅如此，他依然是全聯盟最優秀的球員之一。但如果你認為自己無法獲取同等的韌性，再想一想。我的客戶在身體、營養和心理上讓自身能力最大化並且延長壽命的需求可能隨著時間推移而演變，但我讓他們在生活中做出某些選擇的原則並沒有改變。現在輪到你以同樣的方式解決影響個人生活的關鍵決策了。

聽著，大多數人不會成為職業運動員，但不靠打球賺錢，並不代表無須表現出色。人們總是在談勒布朗的生涯長度，但讓我們談談**你的**。在別人退出時，是什麼推動你繼續？為什麼你需要在現在以及往後的每一天都保持最佳狀態，而且盡可能愈長久愈好？

本書是我與世上某些頂尖運動員和表演者共事二十年的書面總結，旨在徹底發揮他們的潛力，其中包括勒布朗‧詹姆斯、兩度入選NFL全明星的邁爾斯‧加勒特（Myles Garrett）和獲獎無數的超級巨星亞瑟小子

（Usher）。這個計畫涵蓋功能性運動和功能性肌力的方方面面，讓你的身體能夠迅速而輕易地變得更強壯、更柔韌，更不容易受傷，從而延長你的生涯。這個系統採用了我用在所有客戶身上的策略，讓任何人——無論是不是運動員——都能在工作、生活和娛樂上達到自己未曾想過的更高水準，而且盡可能長久。這個全方位的四步驟方法結合了活動度訓練、運動營養，以及主動恢復的明智應用，在每天的某些關鍵時刻監督你負起責任，使你最終能夠毫無例外為自己的健康做出最佳選擇，並盡可能過上最好的生活。這個計畫教你如何以四個最重要的方式執行每一個與長久的健康相關的決策：你會**前瞻思考**每一個決策，你會把每一個決策**貫徹到底**，你會在事後**分析反思**自己的所作所為，你會**精益求精**。這種經過驗證的方法將改變你對失敗的態度，讓你理解並接受每一次落敗都帶來獲勝的機會。

所以，你今天需要從身體上獲得什麼？

只有你知道這個問題的答案，但我知道你該怎麼做。那麼——就讓我們開始吧。

第一章
先腦袋，後身體

正在閱讀這本書的你很可能曾經設法改善身體。但，為什麼呢？為什麼是「設法」的歷史，而非「成功」的歷史？我知道原因：你必須從思維開始改造。即使客戶找我改善他們的身體，我總是先從他們的大腦下手。

我遇過一些人，他們之所以失敗，是因為在朝著目標努力之前未能養成正確心態；他們之所以失敗，是因為試圖單打獨鬥，而非盡可能尋求援手；他們之所以失敗，是因為不曾在啟程之前跟自己對話，理清為什麼要踏上這段旅途。

若要讓我的方法在你身上奏效，你每天早晨都要做一件事。我保證，這不會花你太多時間。在醒來的那一刻——不是吃完早餐或幾個小時之後，而是在睜開眼睛的那一秒——問自己四個問題：

1. 我知道自己今天想從身體得到什麼嗎？
2. 有一個團隊準備好支持我嗎？
3. 我準備好失敗嗎？
4. 我配得上成功嗎？

醜話說在前頭：如果你覺得問這些問題很蠢，那我已經知道你走的方向——那條路哪裡都到不了。

我讓客戶進步的一個重要方式是評估。我問客戶很多問題，因為唯有

這樣做,才能直接了解為什麼某些事情推動他們向前,而另一些事情扯他們後腿。這些問題幫助我們一起搞清楚為什麼客戶沒有堅持他們明知道應該堅持的事,以及確定如何與他們已經做對的事建立更強聯繫,以便提升這些事情發生的頻率。

但我不能在你身邊支持你。

反之,我指望你支持自己。為此,你要在一天之中的不同時間點向自己提出很多問題。這是我的計畫運作的一大部分。所以,倘若你不認同,或者很難對自己誠實,現在就放下這本書吧,等你準備好再回來讀。

這麼快就回來了?很高興你能加入——我是真心的。現在,讓我們開始認真吧。

為什麼這四個問題對我如此重要,對你又如此關鍵?因為你的回答告訴了我——也告訴了你自己——你今天會贏還是會輸。如果你能誠實給這四個問題肯定的答案,你甚至在開始之前就是贏家。但如果你對這些問題給出否定的答案——就算只是其中一個——我幾乎可以確定你的成功機率將會大減。

以下是這些問題如此重要的原因:

我知道自己今天想從身體得到什麼嗎?

<u>**答案是否定的嗎?**</u>倘若如此,我可以百分之百確定,這不是因為你對自己的身體沒有抱持期待,很可能只是因為你不知道從何開始。與其讓自己因為今天要讓身體經歷的一切而感到不知所措,不如把精力集中在最重要的事情上。我稱之為你的「靶心」。你今天的靶心是什麼?

對勒布朗來說,他的靶心可能是需要表現出色的比賽或訓練,或者需要展現自信的場合或活動。對你來說,可能是在訓練中進一步挑戰自己、

在董事會上意氣風發、搞定拖延已久的庭院雜務、比平時少些疼痛和僵硬、後九洞打得和前九洞一樣強勁，或者只是在下班後有足夠的精力陪孩子們玩耍。靶心就在那裡——你在一天之中最需要讓身體達到最佳狀態的時刻。

所以，你的靶心是什麼？你今天需要從身體確切得到什麼？什麼應該成為你今天關注的中心？

答案是肯定的嗎？好極了，但事情還沒完。就算你知道一天之中需要身體達到最佳狀態的時刻，我希望你進一步告訴我，**為什麼**準確命中這個靶心會是如此重要。你可以把這些原因想像成是靶心周圍的環，讓你把注意力集中在目標上。

舉例來說，假如你的靶心是變得更健康而且身材更好，那是個好的開始，但真正的問題是你一開始為什麼想要這樣？是因為想要穿衣服更好看嗎？好，那是一個環。繼續進行。我希望你以每一個與目標相關的原因或益處來環繞靶心。假如你今天的目標是變得更健康而且身材更好，那麼好處可能包括以下幾點：

- 這讓你能夠陪孩子、朋友或其他親人做更多事。（如果是這樣，那麼你想到的每個人都是一個環。）
- 這讓你在工作上更有自信。
- 這會降低醫生擔心的一些數值。（如果是這樣，那麼每個健康問題都是一個獨立的環。）
- 這會改善你的性生活。

我不知道你的環是什麼——只有你知道——但我希望你至少找出六個獨立的原因或好處來環繞你的靶心。如果願意的話，可以進一步把你的理由寫在一張紙上，放進口袋，或貼在醒目的地方。但要明白這一點：不要

期望今天的靶心也會是明天的靶心。靶心可能根據你的行程逐月改變，甚至日日不同。

你的靶心甚至不總與健康、幸福或長壽相關。如果你下班後要打一場街頭籃球，而你當天的靶心就是發揮出實力，那很完美。我仍然希望你思考這個目標在那天對你來說要緊的所有原因，並盡可能用最多的環把這個靶心圍繞起來。你的原因可以是自私的，也可以是無私的——我不會批判——如果可以提醒自己為什麼要朝著這個目標努力，命中靶心的機率就會提高。理由也許是：

- 你不想讓隊友們失望。
- 你希望你的孩子看到你在場上表現出色。
- 你今晚無法上健身房，於是這場比賽取代了今天的訓練。
- 你就只是很想幹掉趾高氣昂的敵隊。

說真的，在我眼中沒有任何理由是牽強或荒謬的，只要它真的可以激勵你，並且為你燃起完成任務的鬥志。當你愈能夠弄清今天有什麼理由驅使著自己朝著靶心前進，就愈能夠在一天之中多次提醒自己為什麼這個目標如此重要。圍繞那個靶心的環越多，你就愈可能朝著目標筆直飛去。

有一個團隊準備好支持我嗎？

答案是否定的嗎？ 我相信你有足夠的力量來完成這個計畫，不需要依賴任何人嗎？當然，但是當他人在你走的每一步上都支持著你，任何目標都會變得更加容易實現。

運動員很少單打獨鬥，即使在網球、舉重、長跑等運動之中。當比賽時間到來，運動員可能孤身上場應戰，但在幕後，他們仍然仰賴教練、訓

練師、導師和家人的鼓勵和支援，正是團隊中的這些個人協助建立堅定不移的支持體系。當你擁有一個支援網絡，不僅有一群人在你墜落時隨時準備接住你，而且可以仰賴這群人來讓你負起責任。能在啟程之前以愈多支持圍繞自己，每天身後的支援愈多，就愈容易命中靶心，因為你把其他人都帶上了。

所以，如果你的答案是否定的，我需要你開始收集支柱並且把錨丟掉。我的意思是什麼？看看生活中的人——同事、朋友、親戚等等——然後自問該如何將他們分類。

- 支柱是那些樂觀、鼓勵你、在你最需要時給你力量，並真正傾聽你的人（而不是用自己的聲音蓋過你）。當其他人不支持你，支柱會支持你。當你看不到自己好的一面，支柱會看到，而且始終把你的最佳利益放在心上。
- 錨是那些悲觀且總是抱怨的人，他們往往會把談話的重點放在自己身上，並且默默跟你競爭。在你需要他們的時候，他們避而不見。這些是你要盡量閃避的人，並且／或者儘量減少被迫花在他們身上的時間。顯然，有些人比其他人更難以閃避——例如老闆、親戚或鄰居——但有時只需檢視自己的一天，想辦法減少遇到他們的機率就好了。

落在兩者之間的呢？那些不為你加油，但也絕不想要擊垮你的人呢？嗯，生活中大多數人都落在這個位置，完全不成問題。只要這些人不會對你產生負面影響，或讓你在實施我的方法時感到不自在，他們就是無害的。事實上，你可以算算人數，有時能幫助證明「貨真價實的支柱」在每天圍繞你的人之中有多稀罕。

聽好，無論你怎麼想，你其實在很大程度上能夠掌控自己要跟誰待在

一起。當然，某些時候可能很難避開某些負面的同事或家庭成員，但我們通常能決定自己繞著誰轉，很大程度上也能決定誰繞著我們轉。你要盡可能尋找並徵召希望你成功的人，你可以指望他們助你更進一步，因為他們沒有其他盤算，只想看你成功。

答案是肯定的嗎？如果你已經有了自己的支柱，那麼你需要把你的意圖告訴他們每一個人。不要把事情都留給自己，只在低谷時依賴他們，讓他們積極參與過程。支柱越清楚你即將踏上的旅程，你堅持下去的可能性就越大。所以，面對每一根支柱：

- **清楚告訴他們你正在做什麼**：我不希望你含糊其辭，我要你具體闡述。換句話說，不要只說你正在飲食、運動和恢復上嘗試我的四項方法。告訴他們確切的運作方式，而且你每天都會心懷一個特定的靶心。當每天都有人問你「嘿，你今天需要從身體上獲得什麼？」你就很難偏離軌道。
- **允許他們指出你的問題**：這對某些人來說可能很難，但如果這些支柱是你真正信任的人（你知道他們希望你茁壯成長），那麼在你瞄準靶心的反方向時，允許他們直言不諱。
- **盡可能經常跟他們出去（或是待在他們身邊）**：不跟你的支柱隊伍見面會讓他們更難要求你負起責任，但不只是這樣而已。如果周圍都是真正關心你的人，經常跟他們見面會提醒你這麼做的初衷——不只為了自己，也為了這些人成為最好的自己。
- **如果可以的話，讓他們加入你的行列**：痛苦愛找伴，但沒有什麼比跟夥伴一起達成目標更好的了。拉上愈多人追隨我的方法，這個過程就愈容易變成團隊的努力，讓你的支柱化為和你志趣相投的奮鬥者。

我準備好面對失敗了嗎？

很多時候，生活不過是一系列的勝利、失敗和平局。當然，獲勝很棒，而平局有時難以接受，或者其實是一種福份，這取決於我們期望取得勝利或失敗。但失敗？面對現實吧——沒人喜歡失敗。然而，這些都是遊戲的一部分，處理失敗時優雅與專注的程度可以決定下一次的成敗。

答案是否定的嗎？ 你猜怎麼，你已經輸了。因為各行各業最成功的人都曾失敗，而且每天都在失敗。

無論在工作、關係、家庭、運動、健康還是飲食上，我們都會經歷遙遙領先的時刻，也會經歷敬陪末座的時刻。困苦和艱難的時刻伴隨慶祝和勝利的時刻，因為生活不會是一帆風順的上升之旅，如果幸運的話，也不會是不停失控的下坡之旅。

籃球是生活的一個好比喻。從來沒有（將來也不會有）一支球隊贏得每一場比賽，也從來沒有（將來也不會有）一個球員投進每一顆球。我們很容易接受這一點。完美在統計上是不可能的。然而，一旦涉及自身，我們經常忘記自己不可能不失敗。這種壓力只會帶來失望，阻止你以正確的觀點看待每次失敗和錯誤——也就是讓你下次表現更好的學習機會。

答案是肯定的嗎？ 好極了，因為你會失敗。事實上，準備好面對接二連三的失敗吧。而你心知肚明的是，失敗並非終局。每次失敗都是處理那次失敗，並將其轉化為重要學習時刻的機會。在我的計畫之中，你唯一可能失敗的方式就是不願意花時間傾聽每次錯誤要傳達給自己的事。

我配得上成功嗎？

我是認真的——為什麼成功的是你？我把這個問題作為與客戶交流的第四個，也是最後一個問題，因為這就是決定性的一刻，這個答案將決定

心態的穩固或崩壞。

答案是否定的嗎？你並不孤單。雖然這種情況並不常見，但確實曾有少數客戶給出這個令我訝異的答案。這答案並不容易聽入耳，而我相信也不容易說出口。但若真要說有什麼好處的話，那就是：有了這個答案，你就知道為什麼自己總是難以實現目標——健康、長壽或者其他目標。

如果你覺得自己不配擁有什麼，我幾乎可以保證你不會得到，不用多說。這不是什麼高深的科學，只是現實。如果你不相信下一個就輪到自己，那你打一開始就沒有排在隊伍裡。假如你是這樣的人，你需要自問為什麼，然後透過任何必要的手段解決這個問題（要做什麼事情才能讓你覺得自己配得上成功，這超出了我的專業領域），搞定之後，請你一定要回來找我。

然而，在你這樣做之前，聽我說一句：我要求你盡可能收集支柱，但你首先需要撿起的、最重要的支柱就是你自己。你要成為自己的支柱，你需要對自己負責，而這本書將讓讓你學會如何做到。

答案是肯定的嗎？太完美了，因為我完全同意。你希望實現的並不是一個自私的目標。你希望盡可能長久從自己的身體獲得更多，藉此過上更好的生活，不只為了自己，也為了你在乎的人。這是每個人都值得擁有的，你也值得擁有，而現在，你即將擁有。

那麼，你是否願意比周圍的人更努力？信任這個計畫而非急於求成？準備好投入所需的時間？最重要的是，你是否因為即將要做的事而感到興奮？

很好，因為你現在有了正確的心態——恰到好處——那就讓我來展示我們將如何一起實現成功。

第二章
思考、貫徹、分析、改進

勒布朗和我總是確保我們是最早到達健身房的人，我們也是第一組踏入球館的人，有時甚至比場館工作人員打卡上班還早。這不只為一天定調，也給予我們充足時間去計畫與細查我們希望完成的一切。因為事實是：無論在哪個領域，多數超級高效人士都不是生來如此，他們必須為之努力。他們明白細節決定了誰將會在人生中碌碌無為，而誰又會出類拔萃。

大多數人在追求表現和持久目標時常會失敗，因為重點不只是能夠說出「我做到了！」沒那麼簡單。關鍵在做任何事情之前先自問一些問題，並檢視自己是否正以最聰明的方式做。然而，最重要的是，一逮到機會就提醒自己做這件事的初衷。

高效人士明白這一點。正因如此，內行人會以特定的方式分析他們的日常習慣，從而快速看見哪裡可以改進，哪裡應該喊停。他們在「當下」讓自己想起成功的事例，以提高往後再次成功的機率，並且原諒自己的失敗（同時從中學習），以降低重蹈覆轍的可能。

思考、貫徹、分析、改進

首先，你要理解我的方法並不是遵循特定的飲食守則或採取一系列快速解決方案。反之，關鍵是利用一天中的某些關鍵時刻來重新思考和校準

你的生活。我特別喜歡關注以下三點：

1. 你吃什麼
2. 你何時動
3. 你怎麼恢復

我相信誠實的價值，當你在這些時刻將誠實應用到自己的生活，你的生活不可能不改善。為此，你要不怕客觀且誠實看待為了自我提升而做的一切以及每一個決定。假如你做不到這一點，這本書就無法將你從目前身陷的困境中解救出來；反之，如果你準備好對自己誠實——對我誠實——這份誠實將成為你即將和我一起做的一切事情的核心，這對我的客戶來說也是一樣。勒布朗和我的其他客戶的共同點如下：

1. 他們前瞻思考

我請客戶做的是簡化自己的一天，並認真思考他們終將在飲食、訓練和恢復習慣上做出的某些選擇。例如，我不只問他們打算吃什麼正餐或零食，還會問他們打算在何時何地吃那頓餐或那些零食。比起單純提醒他們那天要運動或告知我要他們進行的治療，我更重視讓他們思考可能害自己偏離軌道或影響表現的事物。這種預先準備不僅確保他們擁有一切所需，也是一種心靈預演，提醒他們即將做什麼以及做的原因，以利他們以最佳心態應對每一項任務。

2. 他們貫徹到底

知道該怎麼做和**實際去做**是完全不同的兩回事。多數人並非不知道應該養成哪些健康習慣，而是很難將這些健康習慣融入生活之中，而且最重要的是，難以持續貫徹。我為客戶提供計畫——這張藍圖展示了最明智的

活動選擇、最健康的飲食習慣以及最有效的恢復訣竅——並期待他們確實執行。

3. 他們分析反思

每餐飯用完、每次訓練結束、每項恢復措施完成之後，我不允許客戶沾沾自喜。真正的工作在這個時候才開始：我要他們坦白承認什麼地方出錯、什麼地方做對。我讓他們不帶著罪惡感評估自己的表現：什麼妨礙了他們、什麼足以讓他們自豪，以及自己到底盡了多少力。

4. 他們精益求精

最後，我讓客戶利用這些反思來重塑下一餐、下一次訓練和下一次治癒與恢復的機會。這種策略讓他們得以即時改進剛剛做過的事情，從而持續獲得最好的效果。

正是這種不斷更新的特性讓我的方法可以連續數週、數月、數年——甚至終其一生——都不會變得無聊。每天都不一樣，因為生活本來就是這樣運作的。但隨著時間推移，你學會在失敗發生之前預見，知道如何在無法避免某些失敗時做出調整，而且能夠在遭遇挫折時重振旗鼓。你每天都會提醒自己握有的優勢，進而利用這些優勢，並且以正確的方式犒賞自己，藉此提高隔日再次成功的機率。

飲食、運動和恢復

正如我先前提到的，必須時時關注生活中這三大區域，才能發揮身而為人的最大的潛能。正因如此，我將本書分為三部分——飲食、運動和恢復——讓你能夠快速而輕鬆地將「思考」、「貫徹」、「分析」和「改進」策略應用到一天之中的任何情況。

那麼，你是否需要完全**按照**規定來執行這三個部分？我會，因為這三個部分相輔相成。然而，倘若你已經遵循一套非常具體（而且健康）的飲食計畫，或者由於過敏、健康或其他個人因素無法遵循我提出的某些建議，我鼓勵你去諮詢醫生（或營養師），然後對我的飲食藍圖做出某些調整。

但是，我強烈建議你在「運動」部分完全遵循我的指示（在得到醫生的批准後）。這套活動度和身體表現的養生法是我跟勒布朗與其他客戶共事的骨幹，無論你目前遵循什麼樣的訓練計畫或生活方式有多活躍，「運動」部分都會在背後強化你當前正在做的一切。

在你開始執行這個項計畫之前，我要給你最後一條建議：像我要求的那樣分解自己的日常習慣。起初會很困難，也很花時間。然而，堅持的時間愈長，這就會變得愈來愈輕而易舉。要不了多久，你會發現自己不再需要如此辛勤關注每一個細節。健康的習慣會突然化為天性。你會迅速在這三個關鍵領域中變得和我訓練的高效人士一樣有責任感，這不僅是可以實現的水準，也是你應得的——因為你和他們一樣有價值。

儘管生活中的事件——你的個人靶心——可能不是季後賽或萬人演唱會，卻同等要緊，因為對你來說很重要，也因為這就是你的生活。愈能熟練而即時地處理營養、運動以及恢復的選擇，就能愈快速有效提升表現和續航力，以更少的壓力取得更好的結果，讓你得以在最佳狀態下取得更美好的生活。

這就是我對每位客戶的期望，也是我對你的期望。如果這也是你對自己的期望，我們就開始吧。

第一部

飲 食

第三章
前瞻思考

　　我知道你在想什麼：麥克，如果說活動度和運動表現的訓練計畫是本書骨幹，何不從運動的部分開始呢？我的答案是：

　　首先，食物提供能量，要有能量才能訓練，就這麼簡單！倘若油箱裡沒有足夠的燃料，身體就會停滯，而非上路前行。

　　此外，藉由做出明智的營養選擇來為你的油箱添加最佳燃料，將讓你把更多的能量與專注力帶到我的運動計畫之中，從而獲得更多成果。我需要你的身體每天都獲得所有必要的營養材料，以利肌肉的重建與修復，同時抑制或消除你對不健康以及／或者過量食物的渴望。

　　最後，接下來的四章可能會被歸類為吃，但你也會將我的四步計畫應用到喝。理想的水分攝取對整套計畫至關重要（你很快會明白其中諸多原因），本書開頭的這些章節將幫助你快速掌握這一點。

　　話不多說，開始吧！

　　在你閱讀這段文字的時候，你可能在幾個小時前剛剛吃過或喝過什麼。你可能打算在放下這本書之後再吃或喝些什麼，你甚至可能一邊翻頁一邊吃喝。那麼，告訴我──你為什麼會選擇（或即將選擇）這份餐點或零食？

　　當你奮力追求長壽與表現，對生活中每個方面負起責任是很重要的，包括營養。然而，當多數人伸手拿東西吃喝，心裡通常沒想到長遠的健

康。他們選擇食物的原因往往全錯，例如：

我們忽視身體真正渴求的。通常，在我們渴望吃喝的時候，我們其實需要完全不同的東西。例如，有時你的飢餓其實來自口渴，因為身體每天從食物中攝取一定比例的水分。或者，當你渴望鹹的食物，可能是因為身體缺水或缺乏電解質，尤其是鈉。

其他時候，當你過量食用澱粉類、甜味和高脂肪的食物，其實是因為身體急需睡眠。科學早已證明，睡眠不足會擾亂飢餓素（ghrelin）和瘦素（leptin）的平衡，前者負責告訴大腦人體需要能量來增加食欲，後者則告訴大腦人體已有足夠能量來抑制食欲。

我們滿足的是胃之外的需求。有很多時候，我們拿起食物並不是因為飢餓或身體的需求。你是不是曾在嘉年華或木板路上大啖油炸食品，只因為這觸發了某個回憶？或者喝下比預期多的酒，只因為不想放棄和朋友們狂歡的夜晚？或者拿起一袋洋芋片，不知不覺吃到見底，只因為無聊或壓力大？

情緒可能在我們大吃垃圾食品的原因之中扮演要角。這種衝動進食妨礙你攝入正確的食物——那些與你的表現和長壽目標相配的食物。

我們不是餓，而是缺時間。匆忙的時候，我通常會選擇最容易取得的食物。不幸的是，最方便的食物往往最不健康，多數人也因此陷入大麻煩。

就算是最有意識的食客，在時間緊迫時也可能成為高度加工的零食或餐點的受害者。更糟的是，時間壓力讓我們緊張，進而降低身體處理食物的效率，因為壓力會抑制消化。這代表你從這些沒有營養價值的食物中攝取到的營養又更少了。

我們在乎的是身形，不是表現。在你認識的人之中，有幾個為了在海灘更好看或穿上更小尺碼的服裝而挨餓？這種情況太常見了，但這樣的剝奪有其代價，尤其是當你沒有攝取足夠的身體所需營養。

問題是：多數運動員並不格外關注體格。他們的目標是讓身體拿出最佳表現，而不是最好的外表。有道理，沒錯吧？然而，許多最令人印象深刻的運動員擁有最令人羨慕的身材。透過挨餓得來的六塊腹肌不會幫助你投進三分球或接住四十碼長傳。

當你在進食時以表現為首要考量，當你花幾秒鐘質疑即將入肚的東西對你有益還是有害，令人羨慕的體魄基本上會自然而然形成，連想都不用多想。這樣養成的身體不只**看起來**可以擔當大任，而是真的可以擔當大任。

開始計畫前的思考

我讓所有客戶都遵循相同的營養藍圖，這讓他們能以最強的能量與專注完成自己最擅長的事情，延續最長的時間。如果「藍圖」一詞令人生畏或過於複雜，相信我，接下來我要提出的內容既不折磨人也不過分。重點只是遵循一些簡單的規則，並在需要為身體補充燃料時持續做出最佳選擇。但我要先釐清幾點：

這不是減重飲食法。我再說一遍：這不是飲食法。我要你把這一點烙印在腦裡。每當我開始向客戶解說應該為了長壽與表現吃哪些食物，他們往往會問：「所以我能減掉幾磅？」重點不在這裡。重點是為了長壽和表現選擇富含營養的食物，這些食物提供身體所需的一切，使其保持活力並且自我修復。我不能保證你會減重，但我保證你會感覺更舒服，行動更自如。

這不是那種三十天、六十天或九十天的套路。當我們談論改變飲食的方式和內容，常會有一個時間表。然而，這不是我期待你在幾天之內遵循的某種流行飲食法，這是我鼓勵你終生融入生活的框架。因為我要跟你分享的內容並不涉及當今的最新趨勢，這些內容奠基於身體的運作與所需，

而這些機制和需求自人類存在以來就一直在了。

這不會終結你現在吃的東西。這是靈活的框架。我會要求你立刻放棄週二的玉米餅、餐後甜點或是和朋友一起暢飲的啤酒嗎？不。你仍然可以享用你愛吃愛喝的一切。但我可以保證，你會開始三思攝取那些不利長遠健康的食物的頻率。

你讓健康飲食變得更容易，還是更難？

在體育競技中，一切都與數字有關。若能善用某些數字，你會更常獲勝。營養也是如此。

改變冰箱和食品儲藏室的數據。看看你的冰箱和食品儲藏室，快速統計一下裡面的所有東西。遇到你知道是健康的食物，在一欄打勾。遇到你知道是不健康的食物，在另一欄打勾。如果不確定手中的食物是好是壞，在第三欄中打勾。現在，加總每一欄的數量，然後將三個數字加在一起。你應該會得出四個數字：好的（G）、壞的（B）、不確定的（U），以及冰箱和食品儲藏室裡所有東西的總數（T）。接下來是好玩的部分，假如你不擅長數學，可以拿出計算機：

1. 用 G 除以 T，然後將小數點向右移動兩位。你得到的數字不僅是家裡健康食物的百分比，還在某種程度上是你吃到健康食物的機率。例如，假設你在冰箱中找到47種健康的東西，共有162項。47 ÷ 162 = 0.2901。將小數點右移兩位，就得到29.01（也就是29%）。

2. 用 B 除以 T，然後將小數點向右移動兩位。你得到的數字是不健康食物所佔的百分比，也是你下次打開冰箱會拿到不健康食物的機率。

至於你不確定是否健康的食物？我們可以暫時忽略，因為隨著你愈來

愈熟悉自己吃下的食物，這個數字自然會開始下降。這是精確的科學嗎？當然不是，但它確實能快速揭示你周圍的環境以及你能接觸到的東西。而且每週（最好在你購物前一到兩週）做一次統計，也為你提供了可供對比和競爭的數字。

我是要叫你清掉廚房裡所有不健康的食物嗎？拜託，這樣太不負責任，甚至太殘忍，因為誰不喜歡偶爾吃些對身體不好的食物呢？我真正要你做的只是檢視目前的飲食比例，然後挑戰自己，讓這個比例稍微偏向更好的方向。

你可能會問我為什麼不給出一個確切的具體目標，例如達到50%或60%，甚至更高。我想說的是，在一個完美的世界裡，理想的比例當然是100%，沒錯吧？但這並不完美，因為這既不可能（太嚴格了），也不實際（毫無趣味！）。

跟我合作的運動員都處在巔峰，需要時時刻刻火力全開，但有時仍需要借助一些不那麼健康的零嘴來幫助自己在重大賽事前調整狀態。例如，我訓練一些現今職業美式足球場上最健美強壯的球員，訓練過程中他們時不時偷偷帶上一包糖果在休息時享用。這讓他們感覺良好，並為上場表現做好準備，所以那些被藏起來的不健康零嘴偶爾也會有登場的機會。

身邊有不健康的食物存在是正常的——說真的，你不會想看到我的儲藏室裡藏著什麼食物——但對我來說，重要的是戒除隨手取用不健康食物的習慣。透過每週關注這個比例，你會意識到什麼東西在誘使你頻繁吃下不健康的食物。

改變路線上的數據。我們都曾為了不健康的食物而多走一段路，也許是為了前往某個熱狗攤或貝果店，因為他們給的乳酪厚達一寸。但多數情況下，我們都是習慣的生物，總是沿著相同的路徑從A點到達B點。即使你經常旅行——相信我，我跟著勒布朗南征北討——你可能走相同的路線，看相同的風景，並在途中相同的地方停下來吃東西。

假如你常走的路上有比較多不健康的餐廳、超商、速食店，或任何令人難以抗拒的店家，那就稍微改動路線，如此一來，當飢餓來襲，你就比較不會停在那些地方吃東西。倘若不可能變更路線，那就提前探索路上的其他選擇，好讓自己比較不會衝動購入不健康的餐食。

接下來的三天看起來怎樣？

我喜歡問勒布朗對當週的想法，以便我們做出相應的計畫。但就像俗話說的，凡事總有意外。生活的現實就是，你每隔幾天就會被迫碰上意料之外的事情。

同樣的規則也適用於飲食的前瞻思考。有些人喜歡規畫好整週的飲食，但你是不是曾打算從週一到週五都吃得健健康康，結果焦頭爛額的週三直接讓整個計畫偏離軌道？重點是，如果一次把飲食規畫得太遠，難免半路殺出程咬金。當這種情況發生，你可能會覺得自己很失敗，或者在當下選擇方便的食物。而方便的選擇十有八九不是最健康的選擇。

正因如此，我比較喜歡讓客戶只看三天的計畫，不用再多了。為了長壽和表現而吃的關鍵在於持續負起責任，而對幾天負起責任比起對整週——或者像許多生活計畫那樣，對整個月——負起責任容易得多。以短短三天為單位進行規劃不僅讓整個任務感覺起來比較不繁重，在你偏離飲食計畫時也不會帶來那麼多沮喪。而你一定會失敗，因為所有人都會。

這樣想好了：當你做了一整週的規劃，你可能有六天做得很好，卻在第七天搞砸，然後因為功虧一簣而內疚不已，忘了前六天的成功。然而，只考慮接下來幾天，你會更常品味那些成功的時刻（更少的天數代表更小的誤差範圍），而且就算你真的搞砸了飲食計畫，你比較不會大驚小怪，比較容易繼續前進。

我將在下一章解釋飲食的內容與頻率，但你一旦掌握這些細節，就要

確保計畫盡可能靈活。在生活出現變數時愈容易適應，營養脫軌的次數就會愈少，你就愈能專注於個人目標。

所以……接下來的三天看起來怎樣？

儘管生活有時充滿變數，多數情況下，只要提前幾天思考，我們多少能預判可能出現的干擾。正因如此，我希望你每隔三天查看一下行程，看看有沒有任何事件、約會、假期、烤肉派對或其他可能在接下來七十二小時之內破壞你的努力的事。有沒有即將到來的公路旅行？有沒有可能拖得太長的會議？孩子的足球比賽會不會影響你的晚餐計畫？有沒有某個下午或晚上，你會因為出門在外而難以取得健康的食物？提早三天預見可能的選擇，你就能在問題開始之前做好準備。

每次用餐或吃零食之前的思考

每個人都認為健康飲食取決於足夠的意志力和自制力。這也許是真的，但你的意志力與自制力往往取決於你在面對幾秒後要吃掉的食物時有多聰明。與其機械化吃掉別人叫你吃的東西，不如與健康的食物建立更深的連結，了解它們對身體有何益處，又如何為你帶來正面的影響。為了建立這樣的連結，我讓客戶們在吃喝任何東西之前思考以下幾件事。

此時此刻，你的感覺如何？

你會伸手拿東西吃或喝，是有原因的。但你需要弄清楚的是，原因是不是對的。在決定要吃**什麼**之前——無論是從冰箱裡拿取、穿上圍裙化身大廚、到便利商店選購，還是在菜單上點菜——你要搞清楚自己**為什麼**要吃。請你誠實回答下面四個問題：

> 一、你有多餓？
>
> （1表示一點都不餓；10表示快要餓死）：
>
> 1 2 3 4 5 6 7 8 9 10
>
> 二、你有多渴？
>
> （1表示一點都不渴；10表示口乾舌燥）：
>
> 1 2 3 4 5 6 7 8 9 10
>
> 三、你有多少能量？
>
> （1表示最不警醒；10表示最警醒）：
>
> 1 2 3 4 5 6 7 8 9 10
>
> 四、你承受多少壓力？
>
> （1表示完全放鬆；10表示心煩意亂）：
>
> 1 2 3 4 5 6 7 8 9 10

我希望這些數字落在哪裡？

- **飢餓**：理想情況下，你應該處於中間（大約5或6）。如果說你一點都不餓，我想知道你為什麼要吃。反之，如果你餓得半死，多數人通常會做出較差的營養選擇並且／或者吃下超過身體真正需要的量。
- **口渴**：這個數值越低越好。當你感覺到口渴，代表身體已經脫水，我希望你避免這樣的狀態。
- **能量**：這項沒有標準答案。舉例來說，你的能量水準也許極低，但這可能是因為忙完一整天，或是在運動時過度消耗，不一定代

表需要吃東西。我只是希望你記住這個數值，以便在進食後再次評估自己的能量。
- **壓力**：這個數值同樣愈低愈好，但我希望你追蹤這個數值，因為情緒性飲食的影響力太大了。我們經常沒意識到自己正在因壓力而進食，因為我們忙著思考引起壓力的事情。

要不要將這些數值寫在紙上或輸入手機？要，除非你過目不忘。這會讓你在進食後比較容易查閱數值（稍後我會解釋原因）。更重要的是，我是否期望你每次吃喝都進行這個步驟？答案仍然是肯定的。幾秒鐘的時間就能幫助你在當下以及未來做出更明智的食物選擇。

這食物真的幫助我運作嗎？

每次坐下來用餐、從冰箱拿東西，或者從起床到就寢之間的任何時間吃喝任何東西時，這個問題的答案都必須是肯定的。你要確定吃喝下肚的東西會帶來高投資報酬率。

我知道你在想什麼：你又不是營養師或飲食專家，怎麼可能知道這些問題的答案？我是否期望你知道吃喝的每一份食物中的每一種營養成分，以及每種營養成分對你的作用與影響？當然不是。這種細節令人頭痛，試圖嚴格遵循這樣的路徑很快就會讓你乾脆放棄關注自己的吃喝。再說，知道什麼食物對自己有好處，並不需要學位。區分好壞不需要營養學文憑。我只希望你對即將吃喝的東西會對身體有益感到自信，即便不清楚所有的細節。

那麼，要怎麼做到這一點？在進食前問自己以下五個問題：

1. 這東西是否盡可能「乾淨」？
2. 這東西有沒有幫助我的身體修復？

3. 這東西會改善我的健康嗎？
4. 這東西的份量合適嗎？
5. 我對即將吃喝的東西感到自豪嗎？

這東西是否盡可能「乾淨」？ 我指的不是吃蘋果前有沒有洗（當然，請務必洗滌水果和蔬菜）。我指的是，你即將吃喝的東西是否盡可能不含任何人工添加物（防腐劑、甜味劑、化學物質等）或不必要的成分（醬汁、麵包屑、配料等）。成分表上的成分愈少愈好。

這東西有沒有幫助我的身體修復？ 要怎麼知道呢？只需看它含有多少公克的蛋白質。蛋白質——肉類、魚類、雞蛋、乳製品、堅果和種子中的宏量營養素——以構建和維持肌肉而聞名，但它也負責身體裡每一個細胞的生長與修復。你的骨骼、肌腱、韌帶、軟骨、半月板、皮膚——族繁不及備載——全都依賴蛋白質。而與碳水化合物和脂肪不同，蛋白質是你的身體唯一無法儲存的宏量營養素。正因如此，蛋白質是每份餐點或零食中不可或缺的一部分，就算增肌不是你的目標。

這東西會改善我的健康嗎？ 等你讀了下一章並了解每份餐點或零食中應該出現的東西，會更容易回答這個問題。但這也是我愛讓客戶在餐前思考的問題之一，因為這會逼他們不斷學習。

我的意思是什麼？不如這樣想吧：假如我要求你證明剛剛吃下的東西對健康有益，你會告訴我什麼資訊？但更重要的是，你怎麼知道那資訊是真的？有些客戶發誓某樣東西對健康有益，只因包裝上寫著「無添加糖」。他們沒有意識到這只是代表「加工過程中無添加糖」，其實食物本身仍含有大量糖分！

要你回答這個問題等於逼你捍衛自己的肯定答案。我不希望你認定任何東西是健康的，我希望你能證明，彷彿我就站在你面前。對此愈熟練，你就愈了解那些最常爬上你餐盤的食物。

這東西的份量合適嗎？同樣地，我將在下一章跟你分享蛋白質、碳水化合物、纖維和健康脂肪的約略最佳攝入量（以克計算），屆時回答這個問題會變得容易多了。但這也是一個可以用常識輕鬆回答的問題。如果你因為把盤子盛到滿溢或回頭要求第二、三份餐食而得到注視（或更糟的是，得到誇讚），你很可能攝入超出身體實際需要的量。

我對即將吃喝的東西感到自豪嗎？聽好，我並不指望你每吃一口都帶著驕傲的笑容，但倘若眼前的食物讓你感到一絲羞愧或內疚，那可能是有原因的。當然，凡事總是有例外──比如吃下一塊生日蛋糕或者無法拒絕祖母悉心準備的大餐──但我們都能分辨什麼是應該拒絕的，而什麼又是需要暫時接受的。

好了，準備工作已經做足！現在你知道吃東西前需要思考的細節，該是學習要吃什麼的時候了。希望你餓了！

第四章

貫徹到底

職業生涯之初，我曾在麥可‧喬丹的訓練師提姆‧格羅佛手下工作，從而發展出我今天提倡的方法。我在提姆那裡學到喬丹的飲食哲學：**像鳥一樣吃——只吃足夠讓自己飛的食物。**

我一直記得這條簡單的箴言，因為它是對的。不用過度思考飲食過程，只吃讓自己夠飛的食物，你就會發現自己能比想像走得更遠、飛得更高。

在你**自己**的飲食之中，這是什麼意思？這代表輕量、新鮮，並盡可能乾淨。這代表攝取明智組合的宏量營養素，讓你在吃得更少的情況下更有飽足感，那是一種能為你提供全天能量的營養安排，給予身體建造肌肉以及自我修復所需的一切，好讓你保持自癒狀態。這代表以一種能讓你發揮最佳表現的方式飲食。持之以恆，你就會發現更傲人的身材、更低的膽固醇以及更長久的顛峰期——嗯，基本上自然會隨之而來。

如果這聽起來好像很麻煩，說真的，過度思考之下，這確實可以很麻煩，但這不一定非要讓人受不了。我對你的要求就只是確保每餐或每份點心都包含一份蛋白質、一份複合碳水化合物和一份健康脂肪，以及水。更確切說：

- **一份高品質的蛋白質**（透過肉類——家禽、牛肉、豬肉或魚——乳製品，或穀物和豆類的組合來獲取）。

- **一份複合碳水化合物**（來自水果和蔬菜以及／或者某些類型的穀物，如燕麥、糙米或藜麥）。
- **一份健康脂肪**（可能已經包含在你的蛋白質食物之中，或者可以透過其他來源增添，如堅果、種子或某些類型的油，例如橄欖油、菜籽油或葵花籽油）。
- **至少8到12盎司（約237-355ml）的水**（待我稍後細講）。

多數人容易攝取超過身體所需的食物（並因此增加體脂）的一個重要原因是他們沒有攝取正確比例的蛋白質、碳水化合物和脂肪。當你在同一餐或點心裡攝取這三種營養素，它們會為你提供穩定的能量流，因為身體消化蛋白質、碳水化合物和脂肪的速度各不相同。

碳水化合物的消化和利用速度比蛋白質快得多，正因如此，你在吃了富含碳水化合物的餐食後仍可能感覺飢餓。脂肪的分解時間最長，所以我們吃下太多高脂肪食物才會感到滿足。蛋白質在能量方面處於「中間地帶」——比碳水化合物需要更長時間來消化，卻又比脂肪更容易被分解為能量。

一起攝取這三種營養可以確保你的體內始終有足夠的宏量營養素，藉此為你的身體提供穩定的能量流，讓你在吃得更少的情況下更有飽足感。這樣一來，你就不太可能經歷導致暴飲暴食的能量起伏，甚至更糟的是，導致身體釋放胰島素，並因此將一些卡路里轉化為不需要的體脂。

那麼，我是否期待你每次進食都能完美搭配這些營養素？當然不是。記住我說過的——在你讀完本書之前可能還會聽到我說好幾次：你有時會失敗，這沒有關係。只要儘可能在多數時間裡守住這個原則，你就已經穩穩走在通往長遠健康的路上。

讓我再給你一些動力，激勵你攝取這四個要素：蛋白質、複合碳水化合物、健康脂肪和水。

蛋白質

我堅信每次用餐和**吃點心**都應該攝取蛋白質。我特別強調點心，因為我們在兩餐之間為了解饞而拿取的食物通常會是碳水化合物。但是每一次這樣做，每一次把蛋白質排除在外，都是在阻止身體自我修復與重建。

知道嗎？你的身體大約有三十七兆個細胞，而蛋白質——嗯，每個細胞裡都有少量蛋白質。它是體內第二常見的分子（第一名是水），儘管多數人把蛋白質跟肌肉聯想在一起，這是有道理的——你的肌肉大約由20%的蛋白質和80%的水組成——但你的身體迫切需要蛋白質來生成幾乎所有東西。蛋白質不僅用於構建和維持瘦肌肉，也需要為你的骨骼、血液、頭髮、指甲、皮膚、器官、軟骨、半月板、肌腱、韌帶和其他組織完成相同的任務。這種宏量營養素也以其他形式出現（包括抗體、酶、激素和其他協助生長、功能和發展的重要化學物質），同時幫助你的身體調節血管和周圍組織之間的水流量，抵禦攜帶疾病的細菌和病毒，並直接或間接進行細胞內的每個化學反應。

蛋白質肩負這麼多責任，你可能會以為我希望你在人類能力的範圍內盡量攝取蛋白質，但問題是：你的身體每餐只能處理25到40克蛋白質。一旦身體得到所需的量，多餘的蛋白質就會被分解並以體脂的形式儲存。更糟糕的是，這個轉換過程迫使你的肝臟和腎臟加倍辛苦運作。每當你的身體分解蛋白質，就必須從分子中移除氮，以及作為副產品的氨。這兩個動作都會帶給這兩個器官壓力。因此，為了不讓這兩個器官工作過量，最好的選擇是聰明攝取適量的蛋白質。

碳水化合物

正如許多人以為蛋白質是只能做一件事的單面向宏量營養素，碳水化

合物也常被誤解。很多人以為碳水化合物的唯一功用就是提供能量。當然，你的身體確實會分解碳水化合物，以糖的形式將其轉化為短期儲存的燃料。然而，碳水化合物還能促進細胞和分子之間的溝通，擔任讓細胞得以相互感知和識別的受體。此外，碳水化合物透過在細胞周圍形成層來強化細胞，提供支援和保護。

你的身體在三個層次上處理碳水化合物：

1. **將碳水化合物轉化為可以立即使用的能量（葡萄糖）**。這種類型的糖全天候釋放到你的血流中，也是維持生命日常運轉的燃料。
2. **將碳水化合物轉化為可以稍後使用的儲備能量（肝糖）**。這種形式的葡萄糖主要儲存在肝臟中（作為大腦的燃料）和肌肉中（供肌肉的部署）。
3. 最後，**將碳水化合物轉化為可能終究需要的備用能量（體脂）**。

碳水化合物的分配取決於消耗碳水化合物的身體。葡萄糖最為優先，以便身體維持即時能量儲備。然而，一旦這些需求得到滿足，碳水化合物就開始補充肝臟和肌肉的肝糖儲備。然而，你的身體只能儲存一定份量的備用能量，因此，若還有額外的熱量，身體會假定你未來會用到，將它們以脂肪的形式儲存。

索性讓事情變得更複雜點吧，不是所有碳水化合物都是一樣的。碳水化合物有兩種——單一碳水化合物和複合碳水化合物。單一碳水化合物——例如你在蜂蜜、玉米糖漿、糖（包括砂糖和黑糖）、糖蜜和楓糖裡找到的那種——之所以被稱為單一，是因為它們只由一或兩個糖分子組成，缺乏許多營養素或纖維，這讓你的身體可以輕鬆處理它們。複合碳水化合物——通常出現在全植物性食物中，諸如蔬菜、小麥和大米，以及這些原料製成的食品（如義大利麵、麵包等）——則稍微複雜一些。它們由

三個或更多的糖分子組成，含有更多的營養素和纖維，這代表你的身體需要更多的時間和精力來消化它們。

你需要理解兩者之間的區別，因為我建議你每餐都吃的是複合碳水化合物。多數富含碳水化合物的食物都含有單一碳水化合物，而因為身體處理它們的速度很快，如果你只吃單一碳水化合物，體內就總有多餘的糖徘徊。這種糖的激增會讓血糖升高。然後你的身體就會釋放過量的胰島素（這種激素會將糖從血液移除並將其放入細胞以代謝為能量），導致這些碳水化合物被儲存為不需要的體脂。倘若這樣做的頻率太高，身體降低血糖的效力就會降低，於是釋放更多胰島素。最終，身體會跟不上，導致血糖維持在高點，所謂的胰島素抗性，這種情況不僅與高血糖和肥胖有關，也是許多健康問題的主因，包括2型糖尿病、心血管疾病、非酒精性脂肪肝疾病，以及代謝症候群。

理想的情況下，你希望血液中循環的糖很少。這能滿足你的能量需求，也不會帶來引發胰島素反應的糖激增。換句話說，「像鳥一樣吃──只吃足夠讓自己飛的食物」為你的身體提供可以立即使用的熱量，卻不會多到身體無法處理。複合碳水化合物就在此處發揮作用。因為它們含有比較多的維生素和礦物質，通常還富含纖維，因此需要更長時間消化，讓你的身體受益於更一致而穩定的糖流。而且，它們擁有的長壽益處還不只如此。

纖維是一種身體無法分解，卻迫切需要的碳水化合物。纖維有兩種：水溶性纖維以及非水溶性纖維。水溶性纖維在溶於水時會變得有如海綿，在消化道中移動，透過減緩碳水化合物的吸收來穩定血糖。非水溶性纖維則不溶於水，因此有助於清潔消化道，而且可以調節身體。總體而言，這兩種纖維無疑是強大的組合。科學研究表明，它們可以降低代謝症候群、肥胖、心血管疾病和糖尿病的機率。攝取高纖維也證實可以減少15%到31%的冠心病、中風、2型糖尿病、結腸直腸癌以及全因性死亡與心血管

相關死亡的風險。

你可能會認為，既然纖維有這麼多好處，多數人會在飲食中優先考慮它，但事實並非如此。多數醫生和營養師認為我們每日應該攝取25到30克纖維，但遺憾的是，統計資料顯示大約九成美國人沒有達到這個標準。因此，聽到我強調每餐或每份點心都應該包含某種形式的複合碳水化合物，要知道，每當你努力做到這一點，不僅是在延長自體能表現壽命，實際上也是在延長自己的壽命本身。

最後一點：我在後面的書頁中推薦的一些食物也許看似單一碳水化合物，因為它們富含天然糖分。尤其是甜的水果：柳丁、櫻桃、蘋果等等。嚴格說來，有些水果和蔬菜確實由單一碳水化合物組成。然而，由於這些水果和蔬菜也含有一定份量的蛋白質（通常微量，但確實存在）、可溶性和非水溶性纖維以及其他營養素，你的身體會**像對待複合碳水化合物一樣對待它們**。你只要知道，無論我推薦什麼樣的碳水化合物，它們都是為身體提供適量能量的必需品。

脂肪

解釋健康脂肪在飲食中的重要性之前，讓我們先釐清一件事：身上那些你不喜歡的多餘脂肪並不是吃下脂肪的結果。正如我之前在討論碳水化合物時提到的，出現令人不滿意的體脂，是因為**攝取的熱量超過身體所需**——就這麼簡單。體脂跟食物中的脂肪無關。那些是膳食脂肪，它們有四種不同類型。

健康的種類

單不飽和脂肪（MUFAs）：存在於某些食物，如橄欖、酪梨和堅果——例如花生、杏仁、腰果和大胡桃——以及某些油（菜籽油、橄欖

油、花生油、芝麻油、葵花籽油等）。單不飽和脂肪在室溫下通常是液態，但在較低溫度下會變成固態。這些被視為「健康脂肪」。食用富含單不飽和脂肪的食物可以降低你的低密度脂蛋白膽固醇（以及心血管疾病的風險），還能降低某些癌症的風險並緩解發炎。

多不飽和脂肪（或PUFAs）：存在於肥美的魚類和海鮮（如鮪魚、鮭魚、鯡魚、鯖魚、蝦、扇貝和沙丁魚等）、某些堅果和種子（如核桃、奇亞籽、葵花籽、南瓜籽等），以及某些植物油（菜籽油、橄欖油、葵花籽油等）。多不飽和脂肪在室溫下通常也是液態，在冷卻時變成固態。你可能已經料到，這種健康的脂肪跟單不飽和脂肪一樣有益健康，能透過改善血液膽固醇數值來降低心臟病的風險。它們還以許多其他方式幫助身體，包括減少關節發炎和降低癌症風險。但最重要的額外作用是幫助血液凝固、構建細胞膜，並提供兩種人體自身無法生產但對健康至關重要的脂肪酸：omega-3和omega-6脂肪酸。Omega-3能增強免疫系統，而且有益於神經元——也就是負責傳遞信號給大腦的細胞。

不健康的種類

飽和脂肪：主要來自高脂肉類（如牛肉、雞腿肉、羊肉和豬肉）、蛋黃、乳酪、奶油、全脂乳製品和某些加工食品。它在室溫下保持固態。飽和脂肪被視為不健康的脂肪，部分原因是它會提高身體裡的低密度脂蛋白膽固醇——這類膽固醇會增加心血管疾病的風險——而且可能提高未來患上2型糖尿病的機率。

反式脂肪：最後這種脂肪存在於某些肉類和乳製品，但大多隱藏在加工食品中。它有助於延長烘焙食品、包裝零食、棒狀人造奶油和許多油炸食品的保存期限。和飽和脂肪一樣，反式脂肪會增加身體裡的低密度脂蛋白膽固醇（壞膽固醇），但它變本加厲，同時減少體內的高密度脂蛋白膽固醇（好膽固醇），害你更可能患上心血管疾病。反式脂肪還會提高你體

內的甘油三酯,導致發炎並使動脈壁變厚,增加動脈粥狀硬化的風險。

話說回來,你需要在飲食中攝取脂肪。但當我說每餐和零食都應該有一份「健康脂肪」,我指的是富含單不飽和脂肪和多不飽和脂肪的食物。因為除了單不飽和脂肪和多不飽和脂肪促進心臟健康以及緩解發炎的好處外,脂肪也是一種慢燃能量源,配上適量的複合碳水化合物和精瘦蛋白質,能讓飽足感延長更久,進而減少飯後幾小時內攝取不必要熱量的可能性。

水

你也許熟知每天喝64盎司水(即八杯8盎司水)的建議。但我叫我的客戶加倍。

每天喝十六杯水聽起來可能太誇張了,但如果這是你的第一反應,我猜你不曾試過。原因也許是你不願意比平時更常跑廁所。這有道理,但多喝水換來的回報是幾個方面的增長——你的體能表現、肌肉的大小和力量、整體耐力以及拒絕不健康食物的意志力。

想想看:人體可以在不進食的情況下存活數週,但沒有水就只能存活三天。為什麼?因為身體的每一個細胞都含有水——身體的每一個功能都需要水才運作。花點時間吸收一下(對,這是雙關)。身體能否做出靈敏反應、能否高效建構並維持精瘦肌肉、能否取用能量並把儲存的脂肪轉化為燃料、如何快速自癒並抵禦感染——例子舉都舉不完——無論你的身體試圖做什麼,都需要水。

所以,假如你現在處於脫水狀態,是否代表你正在阻礙身體能做的一切?事實上,研究早已證明,失去占體重1%到2%的體液就會傷害體能表現,並對恢復力產生高達20%的負面影響。如果你體重是175磅,那就只是28到56盎司的水而已。此外,脫水會降低你的飽足感,導致身體想

透過任何來源獲取水分，進而造成暴食。

這套養生法的規則

規則很簡單，值得反覆實踐。每餐或點心都應該包含：

- 一份高品質的蛋白質
- 一份複合碳水化合物
- 一份健康脂肪
- 至少8至12盎司的水

【注意：如果你不確定每種食物的一份是什麼份量，我從**第52頁**開始提供各種圖表說明來幫助你入門。】

遵循這些規則的方式很重要。以下是幾個訣竅：

每天吃五、六頓小餐，而非兩、三頓大餐。這代表早餐、午餐和晚餐之間有點心。這些更小、更複雜且營養價值更高的餐食能給你更高的投資報酬，原因如下：

- 你會保有一致的能量水準，讓血糖全天保持穩定，避免分泌過多胰島素（因此儲存更少脂肪），你不會渴望超過身體所需的熱量。某些時段的疲倦感就此消失。
- 你的身體會不斷獲得蛋白質，始終有足夠的材料來自我修復和建造。
- 你會吸收更多維生素、礦物質、氨基酸和其他重要的營養素，因為你的身體一次只能處理一定份量的食物。

每半小時喝6到8盎司（約177-237ml）的水。 你可以在這三十分鐘內慢慢喝，或者在每次時鐘指針指向30分和整點時一次喝完。選擇權在你，但我不希望你依賴口渴的感覺，而是時時確保飲水量充足，目標是一天總共喝完一加侖（約3700ml）的水。

為每餐／點心評分，並在一天的尾聲統整。 為每次餐食中實現的每個元素——蛋白質、複合碳水化合物、健康脂肪和水——給自己一分，然後在一天尾聲檢視自己的表現。每餐／點心最多可以得到4分，最高分（取決於你每天吃五次還是六次）將會是20或24分。

話雖如此，我是否期望你在人生中的每天、每週、每月都得到滿分？拜託，沒有人能打中每一拳、三振每一個打者或接住每一顆傳球。所以我怎能期望你在每一餐或每一次點心中都表現完美？說實話，沒有人能做到，我們的目標不是完美，而是永續。我們的目標是做出穩健且合理的決定，對你的長期健康和表現帶來正面影響。相信我，我知道波動會隨著永續而來。

聽好，儘管這個計畫的重點是長壽和長遠表現，試圖堅持「完美無缺」是沒有價值的。生活就是平衡，有時享受一些不健康的東西可能在營養方面對我們不利，但卻能帶來平衡生活的舒適感受，那是別的事物做不到的。因此，我希望你做的也是每個運動員都做的：我希望你追求完美並盡力在每一餐做到最好，然後用那個分數來即時評估自己當天的表現。然而，假如你沒有達到預期，不要拿那個分數來苛責自己。反之，用它來激勵自己在下一餐進改進。

最後的注意事項

正如我強調的，這並非一套典型的飲食計畫，只是一組指引你如何進食的方針。選擇哪些食物來扮演每個角色完全取決於你。但在開始之前，

我建議你記住以下幾點：

保持輕盈。目前，儘量每餐只包含一份蛋白質、一份碳水化合物和一份脂肪，並飲用8到12盎司的水。看看這樣做會給自己什麼樣的感覺。身體需要更多熱量嗎？也許是的，但就算吃的比平時少，你可能會驚訝於自己多飽足、精力多充沛、感覺多好。

保持乾淨。無論選擇什麼來源，我希望你盡可能選擇最乾淨、最新鮮的食物。攝取的人工添加劑愈少──填充劑、化學物質和其他非天然成分──每餐帶給你的好處就愈多，無論你能否看見或感覺到它們對身體的影響。因此，如果你有機會吃野生的獵物或魚類、放養的雞、草飼的牛或牧場養的豬，而非那些可能充滿激素和抗生素的傳統生產的肉類或魚類，請盡可能選擇前者。這種對生產方式的關注也適用於水果、蔬菜和所有其他食物。

保持正軌。聽著，我知道盡量達到這些目標看起來好像很辛苦，但仔細想想，這其實不比我們在飲食上耗費的其他時間更多。花幾分鐘時間來決定依照當下的心情、卡路里的多寡或菜單上的價格吃什麼，這些事並不困擾我們。花同樣的時間從表現和長壽的角度來查看每餐的營養成分、養成快速檢視餐食或點心的習慣，好讓自己確知即將吃下的食物會讓身體前進，真的有這麼困難，這麼痛苦嗎？

保持真實。我說的是永遠不要因為熱量高且營養低而不選擇好吃的食物？絕對不是。食物是拿來享受的，我絕對不會剝奪美食帶給你的滿足感，無論它對你的健康有多壞。但隨著你愈來愈了解自己吃的食物──透過花點時間在吃之前思考每種食物的成分而獲得的教育──在享受完不健康的美味之後，你就愈可能更常做出較好的飲食選擇。

幫助你入門的圖表

除了我剛才解釋的基本知識之外，每餐或每次點心裡的蛋白質、複合碳水化合物和健康脂肪完全取決於你。為了讓你的選擇更加簡單，我列出了一些方便組合的食物。只要記住以下幾點：

1. 某些食物可以幫你「一石二鳥」（代表在蛋白質、碳水化合物和脂肪的需求上，一種食物不只滿足一項）。例如，肥美的魚類以及某些海鮮，例如鮪魚、鯡魚、鯖魚，甚至鯷魚都是豐富的蛋白質來源，也同時富含健康脂肪。堅果富含健康脂肪，同時也是一種複合碳水化合物。你可以選擇把這些食物算作兩種營養的來源（在不同的圖表上看到同一種食物），或者選擇三種不同的食物來全面覆蓋每餐跟點心的需求。

2. 我將這些食物的份量設定在平均份量的底端。你很可能多吃一盎司（甚至兩盎司）的某種食物，沒有問題。我不希望你太顧慮枝微末節，因而失去開始進行健康飲食的興奮之情。雖然我在圖表中列出每種食物的卡路里數，但那比較像是參考，而非不留餘地的鐵則。

3. 在複合碳水化合物的列表中，我們應該說，有些食物比其他食物更「複雜」嗎？絕對是的。考量你選擇的食物，身體分解食物的速度取決於其營養組成。假設你選了一種糖分高而纖維少的水果或蔬菜，它也許在「複合碳水化合物」的列表上沒有名列前茅，但仍遠勝以單一碳水化合物作為能量來源。

4. 最後，不要指望在此看到所有食物。列出所有可能的能量來源會佔用過多篇幅。把這些列表當作指南，但我鼓勵你在熟悉這些公式後自行探索其他選擇。

一些高品質蛋白質選擇（1盎司＝31.1035克）

食物	份量	蛋白質(g)	碳水化合物(g)	總脂肪(g)	飽和脂肪(g)	熱量
鯷魚（瀝乾）	一罐（2盎司）	13	0	4	1	94
大西洋鱈魚（烤）	3盎司	19	0	1	0	89
大西洋鯡魚（烤）	3盎司	20	0	10	2	172
大西洋鯖魚（烤）	3盎司	21	0	16	4	230
牛柳（瘦，去骨，烤）	3盎司	24	0	6	2	152
野牛肉（烤）	3盎司	24	0	2	1	123
藍魚（烤）	3盎司	22	0	5	1	135

食物	份量	蛋白質 (g)	碳水化合物 (g)	總脂肪 (g)	飽和脂肪 (g)	熱量
牛後腿（瘦，熟）	3盎司	24	0	5	2	139
牛腩（瘦，燉）	3盎司	28	0	6	2	174
褐鱒魚（烤）	3盎司	22	0	3	2	119
加拿大培根	3盎司	21	0	6	3	156
鯉魚（烤）	3盎司	19	0	6	1	138
鯰魚（蒸）	3盎司	17	0	8	2	144
雞胸肉（去骨）	3盎司	25	0	3	1	128
雞胸肉（帶骨）	3盎司	25	0	7	2	168

食物	份量	蛋白質 (g)	碳水化合物 (g)	總脂肪 (g)	飽和脂肪 (g)	熱量
雞腿肉（去骨）	3盎司	21	0	8	2	166
雞腿肉（帶骨）	3盎司	15	0	9	3	149
牛肩肉（瘦，燉）	3盎司	28	0	6	2	179
海鱺	3盎司	16	2.5	5.5	1.8	125
茅屋起司（無脂）	4盎司	11	7	0	0	80
鴨胸肉（烤）	3盎司	23	0	2	0	119
雞蛋（全蛋）	1大份	6	0	5	2	70
蛋白	1大份	4	0	0	0	17

第四章 貫徹到底 55

食物	份量	蛋白質(g)	碳水化合物(g)	總脂肪(g)	飽和脂肪(g)	熱量
後腿牛排（瘦，烤）	3盎司	25	0	3	1	138
菲力牛排（瘦，烤）	3盎司	24	0	9	3	179
法蘭克牛排（瘦，燉）	3盎司	23	0	14	6	224
法蘭克牛排（瘦，烤）	3盎司	24	0	6	3	158
比目魚（烤）	3盎司	21	0	1	0	100
牛絞肉（70%瘦肉/30%脂肪）	3盎司	12	0	25	9.5	279
牛絞肉（80%瘦肉/20%脂肪）	3盎司	14	0	17	6.5	213
牛絞肉（超瘦）	3盎司	22	0	13	5	208

食物	份量	蛋白質 (g)	碳水化合物 (g)	總脂肪 (g)	飽和脂肪 (g)	熱量
石斑魚（烤）	3盎司	21	0	1	0	100
黑線鱈（烤或蒸）	3盎司	21	0	1	0	95
大比目魚（烤）	3盎司	23	0	3	0	119
牛肉乾	1盎司	9.5	3	7	3	116
火雞肉乾	1盎司	15	3	0.5	0	80
羊排（瘦肉，烤）	3盎司	26	0	8	3	184
鬼頭刀（烤）	3盎司	20	0	1	0	93
牛奶（全脂）	1杯	8	11.5	5	3	122

食物	份量	蛋白質 (g)	碳水化合物 (g)	總脂肪 (g)	飽和脂肪 (g)	熱量
牛奶（1%脂肪）	1杯	8	12	2	1.5	102
牛奶（脫脂）	1杯	8	12	0.5	0.25	86
大西洋胸棘鯛（烤）	3盎司	19	0	1	0	89
鴕鳥肉（絞肉）	3盎司	22	0	6	2	149
雉雞	3盎司	28	0	10	3	210
豬里脊肉（烤）	3盎司	24	0	4	1	139
肋眼牛排（瘦肉，烤）	3盎司	12	0	3	1	81
烤牛肉（午餐肉）	3盎司	18	3	3	3	90

食物	份量	蛋白質 (g)	碳水化合物 (g)	總脂肪 (g)	飽和脂肪 (g)	熱量
鮭魚（烤）	3盎司	17	0	5	1	118
沙丁魚	3.75盎司 1罐	23	0	11	1	191
扇貝（蒸或烤）	5盎司	10	2	2	0	70
海鱸魚（烤）	3盎司	20	0	2	1	105
蝦	3盎司	20	1	1.5	0.5	100
龍䱛魚（烤）	3盎司	21	0	1	0	100
銀花鱸魚（烤）	3盎司	19	0	3	1	105
丁骨牛排（瘦肉，烤）	3盎司	22	0	8	3	168

第四章　貫徹到底　59

食物	份量	蛋白質(g)	碳水化合物(g)	總脂肪(g)	飽和脂肪(g)	熱量
內側後腿牛排（燉）	3盎司	30	0	5	2	178
上後腰脊牛排（烤）	3盎司	26	0	6	2	166
鮪魚（藍鰭，烤）	3盎司	25	0	5	1	156
鮪魚（罐裝，浸水）	3盎司	20	0	3	1	109
火雞胸肉（帶皮烤）	3盎司	24	0	6	2	161
火雞腿肉（帶皮烤）	3盎司	23	0	10	3	188
火雞腿	3盎司	24	0	8	3	177
小牛肉排（瘦，燉）	3盎司	29	0	8	2	192

食物	份量	蛋白質 (g)	碳水化合物 (g)	總脂肪 (g)	飽和脂肪 (g)	熱量
鹿肉	3盎司	25	0	8	2	177
白鮭	3盎司	21	0	6	1	146
優格（原味，低脂）	8盎司	12	16	3.5	2	143
優格（原味，脫脂）	8盎司	13	17	0.5	0.26	127

一些複合碳水化合物選擇

食物	份量	蛋白質 (g)	碳水化合物 (g)	脂肪 (g)	熱量
橡子南瓜	半杯	1	15	0	57
蘋果	1顆	0	19	0	72
杏（新鮮）	2或3個	0	5	0	20

食物	份量	蛋白質(g)	碳水化合物(g)	脂肪(g)	熱量
朝鮮薊（小）	1個	3	10	0	50
蘆筍	4盎司	3	5	0	25
香蕉（8英寸）	1條	1	31	0	121
甜菜（熟）	1/3杯	1	6	0	24
黑莓	半杯	1	7	0.5	31
黑豆	半杯	7.6	20	0.5	113
藍莓	半杯	1	11	0	41
綠花椰菜（蒸）	半杯	2	4	0	22
抱子甘藍	1杯	4	11	1	56
布格麥	1杯	6	34	0.4	151
胡桃南瓜（烤）	半杯	1	11	0	41
包心菜（切碎）	半杯	0.5	3	0	11

食物	份量	蛋白質 (g)	碳水化合物 (g)	脂肪 (g)	熱量
哈密瓜	半杯	0.5	7	0	13
胡蘿蔔（中等尺寸）	1根	0.5	3	0	13
白花椰菜	半杯	1	3	0	15
芹菜莖（大）	2根	0	4	0	20
櫻桃（酸）	半杯	1	9	0	39
鷹嘴豆	半杯	7.3	22.5	2	134
玉米（甜，黃）	1/3杯	1	10	0	41
蒸粗麥粉（庫斯庫斯）	1/3杯	2	12	0	59
毛豆	半杯	11	10	6	127
茄子	1杯	1	9	0	35
以西結發芽穀物麵包	1片	4	15	1	80
葡萄柚（中等尺寸）	1個	2	20	0	82

食物	份量	蛋白質 (g)	碳水化合物 (g)	脂肪 (g)	熱量
葡萄（綠色或紅色）	半杯	1	14	0	55
青豆	半杯	1	4	0	19
腰豆	半杯	7.7	20	0.4	112
小扁豆	半杯	9	20	0.4	115
皇帝豆	半杯	7.3	21	0.3	115
芒果	1顆	2	36	0	134
油桃（中等尺寸）	1個	1	17	0	70
燕麥（傳統或即食）	半杯	5.3	27.4	2.6	153
燕麥（鋼切）	1/4杯	5	27	2.5	150
柳丁（中等尺寸）	1顆	1	16	0	66
木瓜	1杯	1	14	0	52
桃子（中等尺寸）	1顆	1	9	0	38

食物	份量	蛋白質 (g)	碳水化合物 (g)	脂肪 (g)	熱量
梨（中等尺寸）	1個	1	26	0	100
豌豆	半杯	4	10	4	59
鳳梨	1杯	1	22	0	82
斑豆	半杯	8	22	0.6	122
皮塔餅（全麥）	1個	6	36	2	170
李子（中等尺寸）	1個	0	8	0	30
洋菇	1杯	2	4	0	22
馬鈴薯（中等尺寸，連皮烤）	1個	4	36	0	162
蜜棗李（中等尺寸）	3個	1	13	0	50
粗黑麥麵包	1片	2	12	1	65
藜麥（煮熟）	1/3杯	4	20	1	108
覆盆子	半杯	0.5	8	0	32

食物	份量	蛋白質 (g)	碳水化合物 (g)	脂肪 (g)	熱量
米飯（印度香米）	半杯	3	35	0	162
米飯（棕色，中粒或長粒）	1/3 杯	1.5	15	0	72
黑麥麵包	1 片	3	15	1	82
七穀麵包	1 片	3	12	1	65
荷蘭豆（蒸）	半杯	2	6	0	35
菠菜（煮）	半杯	2.5	3.5	0	20
草莓	半杯	0.5	7	0	26
夏南瓜（烤）	半杯	1	11	0	41
番薯（去皮，煮熟，搗泥）	半杯	2	29	0	125
番茄（中等尺寸）	1 顆	1	7	1	35
全麥麵包	1 片	3	13	1	69
全麥義大利麵	1 杯	7.6	38	1	176

食物	份量	蛋白質(g)	碳水化合物(g)	脂肪(g)	熱量
山藥（煮）	半杯	2	18	0	78
櫛瓜（蒸）	半杯	1	3	0	13

一些健康脂肪選擇

食物	份量	蛋白質(g)	碳水化合物(g)	脂肪(g)	飽和脂肪(g)	熱量
杏仁醬	1 湯匙	3	3	9	1	102
杏仁	1 盎司	6	6	14	1	164
鯤魚（瀝乾）	2 盎司 罐頭一罐	13	0	4	1	94
大西洋鯡魚（烘烤）	3 盎司	20	0	10	2	172

食物	份量	蛋白質 (g)	碳水化合物 (g)	脂肪 (g)	飽和脂肪 (g)	熱量
大西洋鯖魚（烘烤）	3 盎司	21	0	16	4	230
酪梨	半杯	2	6	10	2	116
藍魚（烘烤）	3 盎司	22	0	5	1	135
奶油	1 茶匙	0	0	4	2	33
巴西堅果	1 盎司	4	3.5	19	4	186
腰果醬	1 湯匙	3	5	10	2	110
腰果	1 盎司	5	9	14	2.4	165

食物	份量	蛋白質 (g)	碳水化合物 (g)	脂肪 (g)	飽和脂肪 (g)	熱量
栗子（烤）	1 盎司	1	15	1	0	69
奇亞籽	1 盎司	4.4	12.4	8.7	1	139
海鱺	3 盎司	16	2.5	5.5	1.8	125
魚油（鱈魚肝油、鮭魚油、鯡魚油或沙丁魚油）	1 茶匙	0	0	4.5	1	41
亞麻籽（完整顆粒）	1 湯匙	2	3	4	0	55
夏威夷果	1 盎司	2	4	21.5	3.5	204
橄欖油	1 茶匙	0	0	5	1	40

食物	份量	蛋白質 (g)	碳水化合物 (g)	脂肪 (g)	飽和脂肪 (g)	熱量
橄欖（小）	14 個	0.5	2.5	5	0.5	53
花生	1 盎司	7	4.5	14	2	161
大胡桃	1 盎司	2.5	4	20.5	2	196
南瓜籽（生）	1 湯匙	3	1	5	1	63
鮭魚（烤或煎）	3 盎司	17	0	5	1	118
沙丁魚	1 罐 3.75 盎司	23	0	11	1	191
芝麻籽（烤）	1 湯匙	2	2	5	0	52

食物	份量	蛋白質 (g)	碳水化合物 (g)	脂肪 (g)	飽和脂肪 (g)	熱量
銀花鱸魚（烤）	3 盎司	19	0	3	1	105
葵花籽	1 盎司	6.5	5	14	1.5	162
核桃	1 盎司	4	4	18.5	2	185
白魚	3 盎司	21	0	6	1	146

第五章
分析反思

無論你在人生中選擇什麼挑戰——不管是運動、工作、愛好，或者任何需要努力的事情——我只知道這一點：就算你是其中的佼佼者，沒有人能做到完美，也沒有人會錯得徹底。

正如我在上一章提到的，在健康飲食這個領域，沒有人能做到百分之百正確。在最糟糕的表現之中，也有片刻的完美；在最優秀的表現之中，錯誤也在所難免。每當我們嘗試實現某個目標，無論是什麼，我們總會在某些部分做得出色，也會在其他部分失足。

這是正常的，這就是生活，這就是你，這也是我以及地球上的每一個人。多數關於食物的決定都包含好與壞的元素。你可以選擇沉迷於壞的部分，或者你也可以從中學習。

一旦吃飽，你在下一餐之前通常不會想到食物——但這是一個巨大的錯誤。相反地，在離開餐桌之前，你需要評估剛剛做出的營養選擇，並注意身體試圖傳達給你的資訊。

我知道你的心聲：「但是，麥克——我真的沒時間每餐都這樣做！」首先，一定有時間。有多少次，你吃飽後繼續坐在餐桌聊天社交，即使碗盤已經一乾二淨？

我能理解，在用完餐或吃完零食後的某些時刻，你可能無法做我要求的事——例如你在路上吃，或者午餐後必須立即重返工作崗位。但在一天之中的某些時候，總有幾分鐘的時間可供運用。此外，我堅持要你做的只

是快速思考幾個問題，最多花你兩三分鐘，把答案寫在紙上或打在手機，以便往後輕鬆參考。

如果你認為在**結束一天時**反思自己吃下的所有東西會比較容易，那你就放棄了按順序反思的好處之一。因為每一餐對你產生的影響會在幾個小時之間逐漸變化，而記錄這段變化過程是很重要的。讓我們分析一下：

現在的感覺比之當時如何？

記得我讓你在吃飯前反思的四個問題嗎？
1. 你有多餓？
2. 你有多渴？
3. 你有多少能量？
4. 你承受多少壓力？

吃完後，我希望你再次自問，看看每個問題的分數有沒有任何顯著的變化。

飢餓：這個數值應該比之前低，但就算不是1也不用太擔心。飯後稍微有點餓也沒關係。你應該感到滿足且輕盈，而非吃得太撐。不要吃到無法再多吃一口才離開餐桌，反之，應該要問自己：「我有沒有飽足到可以等兩到三個小時後再吃下一餐？」

口渴：這個數值**應該是1**，所以如果在離開餐桌前還沒有達到這個數值，你需要達到這個數值。

能量：這個比較棘手，因為一旦吃飯，你的身體就會開始將一部分能量用於消化，這可能會讓你感覺比餐前更疲倦。然而，這就是少量多餐之所以有幫助的原因。身體需要分解的熱量愈少，你就會感覺愈有能量。理想情況下，你應該感到飽足（卻不會昏昏欲睡），而且稍微更警醒。

壓力：這可能是四個問題中最重要的，所以仔細思考這個數值是上

升、下降，還是保持不變，因為：

- **如果數值降低：** 是不是因為你原本不確定自己能否在那時吃得健康，結果因為做到了而感到自豪？坐在那裡用餐是否給了你時間，讓你思索或解決起初帶給你壓力的問題？或者，光是幾分鐘的用餐就給了你足夠的喘息時間？我不知道為什麼你的壓力會減輕，所以值得花點時間弄清楚，以便在下一餐運用這份知識。
- **如果數值上升：** 是不是因為你用吃飯來逃避產生壓力的問題？還是因為你在趕時間，而吃飯又比預期更長，搞得你更趕？
- **如果數值不變：** 假如原本的數值就很高（但沒有變化），把這次用餐當作提醒，用食物緩解壓力並不能改變原本擔心的問題。這是重要的教訓，因為許多人在感到壓力時會求助於「療癒食物」（也就是垃圾食物）來逃避真正困擾我們的事情。同時，這只會影響我們的健康、自尊和表現，反而製造更多新的問題。

因為我要求你每兩三小時進食一次，所以我希望你在吃完大約六十到九十分鐘後回顧這些問題。食物的影響並不總會立刻被感受。如果你在兩餐之間的中間點再次自我檢視，就會逐漸體會一頓表現取向的均衡餐食帶來的影響。

2. 什麼讓你更上一層樓？

無論你選擇吃什麼，都只是一個選擇。如果你做出正確的選擇，還有一個問題：什麼讓你在那頓餐食中選擇最適合身體的食物？我的意思是，也許告訴你該吃什麼的人是我，但有意識做出選擇的人是你。到底是什麼讓你**稍微更容易**找到這種意志力？

這是很多人從未思考的事。我們會剖析為什麼自己吃得不好，並把責

任歸咎於這個或那個。（別擔心，我們很快就會做這件事。）有時，我們也會為明智飲食而表揚自己。然而，很少有人停下來思考，是什麼幫助自己做出明智選擇。但這正是我希望你做的。

意識：說實話，愈了解為什麼某些食物對自己有益，而其他食物則不然，愈難以無視正確飲食。那麼，當你選擇某種特定的食物，是不是因為知道它對健康有益、裡面含有哪些營養成分，或者知道它如何更有效率地為身體提供能量？如果你選擇那種食物的原因是了解它的好處，那就花更多時間去了解其他更健康的食物選擇。

準備：多數人的生活都很忙碌，餐盤上的食物通常會是最容易取得的食物。既然如此，你有沒有做些不同的事，好讓健康的食物變得更容易取得？如果提早計畫是保持正軌的部分原因，那我鼓勵你繼續，但也別忘了探索其他方法，以便將來更容易做出健康的選擇。

也許你已經注意到了，早起半小時的時候，自己似乎會做出更明智的選擇。也許你提前計畫，準備好一週所需的烤雞肉，或者切好一大碗水果以便隨時拿取？你是否發現當地的超市有一個「即食」專區，內容符合我希望你堅守的飲食要求？無論什麼決策幫助你做出更明智的營養選擇，現在就該考慮投入加倍的努力，讓它們成為日常生活的一部分。

身邊的人：跟你一起吃飯的人會大大影響你吃**什麼**。在這種情況下，和志同道合、健康意識強的人一起用餐，可以減輕選擇食物的壓力。是這樣嗎？知道自己不會受評判，是否減輕了你的壓力？還是因為與你同桌用餐或一起在車裡吃東西的人正是生活中的支柱之一，並且他們完全知道你正在努力實現的目標？無論如何，如果身邊的人的支持是你成功的一部分，那就經常邀請他們來家裡（或出去）吃飯，或者在你覺得自己可能傾向於吃下不健康食物的時候，看看能否（透過訊息、電話或視訊）從他們那裡獲得一點鼓勵。

好奇心：也許你發現了一種新的蛋白飲料，或者只是因為不曾嘗試某

種水果或蔬菜而決定試吃。俗話說，好奇心可能殺死貓，但在長壽飲食方面，探索可以幫你重燃熱情。如果對某種健康食物感到好奇——無論是味道、口感、烹製方法等——是讓你選擇這種食物的原因，那麼每天花幾分鐘時間研究其他一直讓你好奇的水果、蔬菜、蛋白質來源、堅果、種子等。這樣一來，不只更可能複製成功，還能擴展你的味覺。

需要靈感嗎？從顯而易見的地方開始吧，列出你未曾吃過或已經很久沒吃的水果、蔬菜和其他健康食品，然後帶著這張表單造訪附近的超市。我還發現，參觀當地的農夫市集和民族市場是個好方法，在那些地方遇到的人們不只可以讓你認識從未聽說的食物，甚至可以提供不同的烹飪建議。

氣氛：對於某些人來說，光是改變用餐環境就能激勵健康飲食。也許完全不同的用餐地點讓你避免看到或接觸到不健康的食物。也許在戶外吃午餐，與大自然親近給了你啟發？或者，坐下來好好吃飯而非在車裡匆忙進餐是決定性因素？問問自己，周遭的環境是否在某種程度上起了作用，如果答案是肯定的，那就儘可能經常待在那樣的環境裡。

3. 什麼阻礙了你的成功？

在我要你進行任何分析之前——而且當我在本書後面要求你對自己的運動和恢復進行同樣的誠實分析時，你還會聽到類似的直言不諱——我不希望你浪費一秒自責或懊悔。因為對很多人來說，這種態度有時會導致反覆失敗。過分糾結於某頓飯如何搞砸飲食計畫，可能會讓你灰心喪志到自認永遠無法持續健康飲食，於是乾脆完全放棄。

你搞砸了，那又怎麼樣？每個人都會搞砸，不管是垃圾食物、高膽固醇餐點、還是淋在上頭的高脂調味料，這一切毫無營養價值的東西，在你讀這段文字的同時正在被某個人享用。而且，若真要開誠布公，就連最偉大的運動員也會偶爾在飲食中偷偷加入這些東西。勒布朗就承認巧克力餅

乾是他的軟肋。不管我們喜不喜歡，關於吃喝的意志力會隨著當天的情況有所起伏，但這並不代表你不能把它引導到自己需要的方向。

這就和在職場度過糟糕的一天、和伴侶發生不愉快、或是在喜歡的運動中打了一場差勁的比賽沒有什麼不同。這正是**事後**分析的意義所在。藉由處理每一個錯誤——其實不外乎就是個簡單的錯誤——你可以承認，好吧，你在那一刻做了一個不甚理想的選擇。誰在乎？這證明你是人類。現在，讓我們弄清楚為什麼會發生這樣的問題，以便在下次遇到類似情況時儘量減少或消除發生的機率。

缺乏時間：讓我們從不良飲食選擇的最常見藉口開始。多數人都覺得一天的時間不夠用，所以可能認為每次餐前花時間準備食物是很高的要求——我懂。但事實是，如果**今天**的生活很忙，我不得不告訴你，明天生活也不會變得比較不忙。因此，當務之急是儘早終結這個障礙。

你是這樣嗎？不用自責或感到羞愧，但假如讓你偏離軌道的原因是時間不足，就讓我們思考如何防止這種情況再次發生：

- **找回浪費的時間：**首先，你要認真而誠實地審視自己如何利用時間。就算這需要你從早晨睜眼到晚上閉眼之間每隔五分鐘都詳細分析，我還是建議你做，因為我從未遇過把整天所有時間都用在重要任務上的人。就連高效人士也會浪費大把光陰，而這些時間可以被重新分配到明智的選擇上。找回被你浪費的時間——幾分鐘也好——然後將其運用在飲食的準備上。
- **重新審視你的步驟：**假如你做了更優良的計畫，是否可以完全避免吃得不健康的情況？舉例來說，當你和孩子們在上學的日子同時起床，早上就幾乎沒有自己的時間，因為要忙著幫他們準備出門。既然如此，就把鬧鐘設早一點。重點是，如果連做計畫的時間都沒有，就要找出竊占時間的人事物，問問自己如何防止這種

情況再次發生（或至少減少發生的頻率），然後採取行動。

義務：我們都曾遇過不得不吃喝自己不想要的東西的處境，因為不想冒犯別人，或不想顯得格格不入。

你是這樣嗎？ 那就問問自己為何不能說「不」。我的意思是，認真回顧當下情景，想像假如你說：「嘿，對了，我為了健康正在試著吃得更好，所以如果你不介意的話，我這次就不吃了，謝謝。」結果很可能不會很嚴重或很負面，實際上，反而可能得到鼓勵！而且，就算真的是負面反應——如果身邊的人對你試著為自己做的事情如此反感——那他們就不是能依靠的支柱。

好，我理解那也許是工作場合、婚禮或聚會，你可能不想太過引人注目。也許朋友、配偶、伴侶或親戚真心希望你嚐嚐他們剛剛做好的高熱量純糖甜點，拒吃會讓他們心碎。遇到這種情況——通常是一次性的——你不用因為放任自己吃而自責。然而，如果這些「偶爾」的情況太頻繁發生，就要想辦法避免，不然就要鼓起勇氣向對方解釋自己為何不能如此經常縱情吃喝。

緊張：就算在我讓你做餐前餐後評估時，「壓力」這一項的數值並不高，光是在進食前「有心事」也可能讓你走上不同的路。

你是這樣嗎？ 弄清楚壓力的根源是顯而易見的解決方法，但這有時是不可能的。也許你正在經歷某些不容易在一天、一週或一個月之內解決的事情——唉，甚至根本不是你有能力解決的——如果這是你的處境，我很遺憾聽到這樣的消息。但倘若真是如此，而且壓力對規律的健康飲食產生了負面影響，那你必須設法將自己的飲食習慣與私人或職場的困境切割開來。

我建議客戶們嘗試各種不以進食為基礎的方法，而這些方法已被證明可以將兩者分開，例如在日記中寫下壓力來源，以及每次發現自己想要伸

手拿取食物，就出門散步十分鐘（在自家來回踱步也可以）。這兩種行為通常足以讓你的大腦忙碌起來，也讓你的身體遠離廚房。好在，本書「恢復」部分的一些技巧有助於緩解許多壓力症狀，但是在感到壓力時不求助於食物（尤其是更差的營養選擇），或者放任壓力以任何方式干擾自己定期準備健康餐食，應該是你的首要任務。

誘惑：渴望可以很強大，有時感覺起來無法抵擋，但這並不代表你真的不能抗拒。別誤會我的意思，每個人三不五時都會想吃些不健康的東西。不可否認的是，縱使這種快樂是短暫的，放縱的飲食確實會帶來某種滿足。但是如果你讓這種事發生得太過頻繁──更重要的是，如果你不理解自己為什麼會有這種渴望──那它可能變成難以擺脫的惡習，而這只會讓你更難達成為自己設定的長遠目標。

回想滿足那份渴望的時刻。你也許會漸漸理解自己選擇的「罪惡之樂」可能有一個說得通的理由，但這並不代表這種快樂只能是不健康的。事實上，讓你難以抗拒的不只是食物的成分，也與讓你吃下那頓犯規餐的環境和情緒有關，例如：

- **是因為口味、口感或溫度嗎？**換而言之，你是否渴望鹹的、甜的或酸的東西？脆的還是軟的？熱的還是冷的？檸檬慕斯派讓你無法抵擋，是否只是因為你想要檸檬口味的東西？試著深入挖掘引發那種渴望的「為什麼」，然後思考有沒有其他更健康的食物可以滿足你對同樣口味、口感或溫度的渴望。
- **是否是出於習慣？**你是否曾在電影院買過籃球大小的奶油爆米花桶？對。也可能從來沒有，這就是關鍵。有時候，我們與不良飲食選擇之間的聯繫──要不是這樣，我們絕不會特地做的決定──只是出於習慣而已。
- **是否出於懷舊？**我們有時候會尋找那些讓自己想起過往的食物。

我的意思是，當你抱著一碗甜麥片猛吃，很難不憶起自己十歲的時候，我沒說錯吧？但倘若你屈服於這種特定渴望，只因為味道或口感喚起記憶，那麼你可能需要探索達到相同效果的其他方法，例如聽音樂或在 YouTube 觀看那個年代的電視節目，找個老朋友敘舊，或翻看一些被收起來很久的舊物。

現在，無論是好是壞，你不只知道自己在餐桌上做對了或做錯了什麼，你也更了解自己為什麼會做出那些決定。準備好在餐盤上重整旗鼓，好讓健康飲食變得更容易了嗎？跟我來吧！

第六章

精益求精

　　一旦你徹底掌握某餐哪裡出錯，也認識到自己做對什麼，就該重新思考如何最大限度避免相同的錯誤再次破壞你的努力，並最大限度促成下次進食時相同的成功。幫我個忙，當你著手改進，記住以下幾點：

飢餓

　　每天吃五到六次，通常從早餐開始，在早餐和午餐之間吃點心，然後在午餐和晚餐之間再吃點心。假如一天吃六次的話，晚餐後幾小時就再吃一次點心。但是，在進食的時機上多費點心思，你的身體可以恢復得更有效率。

　　一醒來立刻吃！睜開眼睛的瞬間，你的身體已在過去六到八小時的禁食過程中耗盡肝糖儲備，不得不從其他地方尋找能量。問題是，你的身體並不在乎從哪裡獲得能量，因為它正處在分解代謝狀態，所以它只好開始分解──沒錯，分解你！儘管你以為它會先選擇儲存起來的脂肪，但它也會同時分解瘦肌肉組織。理想情況下，在你開始思考自己的一天之前，應該先放點東西下肚，把身體從恐慌模式中拉出來。

　　好，我完全理解一起床就馬上準備早餐可能不切實際，但這其實就是你的第一份點心。只要吃個小點心就足以觸發激素反應，讓身體釋放瘦素，從而立即停止體內的自我分解。點心本身不用很大，效果卻很大。半

個抹杏仁醬的全麥麵包圈，或是一根小香蕉加上一把核桃，就能防止身體自我分解，同時滿足營養三要素（再跟我複誦一遍：**蛋白質、複合碳水化合物、健康脂肪**）。

刻意跳過一餐。我之前明明一直強調每兩到三小時吃一次，為什麼還叫你故意跳過一餐？個人實驗是有好處的。我不是要你在焦頭爛額的時候這樣做。選擇即使能量水準有所下降也無關緊要的一天，故意錯過一餐或一次點心，讓自己等滿四到五小時再吃下一餐，然後認真評估終於進食時的感受。

想想看，本來你有時就會錯過某一餐。通常是因為那天忙過頭了，也代表你腦子的事情比平時多。帶著目的性練習跳過一餐——當你不急著做事情或有問題要擔心時——有助於跟身體的營養需求建立更好的連結。當你終於在這個測試日進食，別忘了我要你在每餐前後思考的四個問題：評估你的飢餓、口渴、能量和壓力。但這次，我希望你看看這些數值比之平時有何不同。注意自己是否更餓或更渴，能量是否比平常低，以及——儘管我要你在一個比較放鬆的日子裡做這個實驗——你是否稍微更緊張。這是一個簡單的犧牲，然而一旦知道不按我的要求進食可能帶來的負面影響，你將更理解在特定時間有意識進食的重要性。

補水

對某些客戶來說，光是每天找到時間喝一加侖的水就是個大挑戰，但正如我之前提到的，每一盎司的水都很值得。事實上，根據國家衛生研究院進行的一份為期三十年，涉及超過一萬一千名受試者的新研究，攝入充足水分的成年人不僅患慢性病——包括肺病和心臟病——的機率比較低，壽命也比較長。水分不足的人顯示出更快的生物老化跡象，而且早逝風險增加了21%。如果還你仍然不認為為此值得多跑幾趟洗手間，那我也不

知道還有什麼論點能夠說服你了。在此提供一些讓補充水分變得更容易的小技巧：

愈早喝愈好：研究表示健康的成年人每小時可以處理27到34盎司的液體（超過這個量可能導致水中毒，使腎臟負擔過重，並擾亂血液中電解質和液體的比例）。所以一醒來就開始喝水。我鼓勵你睡前在床頭櫃放一杯12盎司的水，以便自己在離開臥室前喝完──這樣一來，你就已經完成了當日目標的10%。

計畫好何時方便上廁所：有時候你最不想處理的就是一個漲滿的膀胱。提早計畫！如果你知道有一段四十五分鐘無廁所可用的通勤時間，也許你就不應該在出發前一小時內灌下滿滿一瓶水。策略性思考哪些時間段比較方便去洗手間，而哪些時間段比較不方便，然後在大約（平均來說）一小時前相應增減飲水量。這是精確的科學嗎？完全不是，因為液體在每個人身體裡流動的速度都有所不同。但只要簡單地運用常識，在喝水時問問自己一個小時後人會在哪裡，可以幫助你決定要稍後再喝更多水，還是現在就牛飲一番。

身體活動時採用「十五分鐘」規則。在訓練、運動、體力勞動或任何中等強度的活動期間，你應該在活動前喝下大約16到32盎司的水，然後每隔十五分鐘補充6到8盎司的水。確保體內水分充足，可以降低抽筋的風險、加快肌肉恢復時間、保持高能量水準，並讓心臟更容易將血液送到全身。

順道一提，假如你的活動時間少於六十分鐘，水完全可以取代電解質補充飲品。然而，如果活動時間超過一個小時，就應該換成含有碳水化合物的運動飲品（不一定要無糖或無熱量）以補充能量。經過這麼長的時間，你的身體已經消耗大部分儲存的肝糖，也因為汗水而流失大量的鈉、鉀和其他電解質。

放大你的成就

我不希望你滿足於飲食更上一層樓的成就，我希望以此為基礎精益求精。不只把每一次勝利、每一餐的成功經驗作為下次健康飲食的動力，還要作為挑戰自我的機會，把營養水準提升到新的高度。

放大你的意識。假如我告訴你，有研究表示，每天在蔬菜上多花 50 美分，你的全因死亡率會降低 12%，會不會激勵你多吃蔬菜？會讓你比較不去省掉那一份沙拉嗎？

對一個主題的認知可以非常激勵人心，尤其涉及健康問題。如果你是這種類型的人，如果知道更多關於健康食物的細節，會讓你在用餐時更容易達到目標，那麼現在就是充實自己的時候。我指的是在餐前或餐後，拿起手機查找關於眼前食物的至少一件資訊。無論食物是健康的還是不健康的，只要做以下至少一件事就好：

- **學一個新東西**：進行醫學研究需要時間，但閱讀研究結果就省時多了。了解某種食物為什麼對你有益或有害會帶來很大的激勵效果，而且做點研究也不需要大學學位。成千上萬的研究擺在那裡。你需要做的就只是點開搜尋引擎，輸入想要了解的肉類、水果、蔬菜或任何食物，然後加進「研究」或「研究報告」這樣的關鍵詞，再加上當前的年份，看看會跳出什麼結果。
- **學一個好東西**：如果你正在研究一種健康的食物，首先自問為什麼你認為它是健康的，然後給自己一個挑戰：找出另一個自己不知道的原因。愈常這麼做，就會找出愈多理由去證明自己吃的東西對長壽而言至關重要。
- **學一個壞東西**：如果你正在查找一種考慮要吃或者已經吃完的不健康食物，同樣的規則也適用。同樣地，思考一下自己對這種食

物的了解——是什麼讓它對你有害——但試著找出更多證據，說明這個特定的食物為什麼不應該出現在你的餐桌。

最後一點：我們都知道有些研究結果來自某些可能心懷其他目的的醫生、醫學研究人員，以及公司。那要怎麼分辨出哪些研究可靠呢？我承認，資訊有時難以辨別，但重點是：我只是建議你多了解為何某種健康食品對你有益，為何某種不健康食品對你有害。這比較像是一種探索練習，我希望這能激發你的好奇心，讓你更想了解人家勸你多吃的食物以及避免的食物。

放大你的準備。 當你不處在自己熟悉的環境——無論出差、渡假，或是趕去出席孩子的籃球賽——按照應有的方式飲食會變得困難。不像在家，沒有隨手可得的健康食物，這可能是一個不去尋覓健康選擇的方便藉口。然而，健康的選擇**確實**（或至少**可能**）存在，只是需要多費點心思。

確保手邊隨時有好食物的唯一方法是提前計畫，這一點我深有體會。對我來說，長期陪勒布朗南征北討代表真正的工作在訂好住處之後才開始。一旦訂好飯店，很多人也許會額外計畫某些日子要在哪裡用餐，但多數人只做到這一步為止。而我會做更多工作來讓營養選擇最大化，不只為了我自己，也為了勒布朗。

- 首先，我會查看飯店提供的早餐。如果早餐的選項只有糕點和貝果，我會找到步行距離內的超市（或可以便宜外送的超市），以及幾家健康的飯館和餐廳。
- 接著，我會打電話給飯店，詢問我的房間是否有冰箱，冰箱的尺寸多大。如果沒有，我會要求要有冰箱（即使這代表要換房間），以便我待在那裡的時候有更多的健康食品儲存選擇。你會驚訝於

多數飯店能夠多麼輕易滿足這項需求。
- 之後，我會了解周邊環境，找出哪些餐館是可以考慮的用餐地點，然後提前查看菜單，確認哪些餐館提供最廣泛的健康選擇。
- 最後，我會研究某些僅在特定日子舉行的活動——例如農夫市集或節日——這些活動可能提供一些我想在逗留期間囤積或隨身攜帶的新鮮營養選擇。

我想表達的是，根據幾十年來在全球無數城市出差的經驗，我可以斷言，無論身在何處，周圍一定有更好的營養選擇。關鍵是在到達目的地**之前**找出可以取用的飲食選項。

你可能會因為工作、娛樂或其他搶奪自己的時間和注意力的事情而在外旅行。只要提前準備，就不會迫使自己倉促決定、浪費自己可能沒有的時間，或是耽誤別人。因為正是在上述的處境中，你可能做出讓回家之後悔不當初的錯誤決定。你要有一份自信，知道無論身在何處，自己都能迅速而輕易執行對身體最有益的營養選項。否則，你會在表現上退步，而非領先。

如果說這一切聽起來似乎很繁瑣，有可能真是如此——準備工作就是這樣！所以我喜歡把事情簡化，請客戶遵循我稱之為「預見未來餐食」的方法。也就是說，每次用完餐或點心，在把盤子丟進水槽或把餐巾從大腿上移開之前，問問自己：「兩到三個小時之後，我會在哪裡？」因為無論那個地方是哪兒，該處終究決定了飢餓來襲時，你會更輕易或者更難以做出健康的飲食選擇。在那個時刻預先思考以下幾點：

- 你是否預見可能阻止自己在幾個小時之後做出最佳營養選擇的事情？如果有，你能否現在就作出計畫，防止這種情況發生？
- 你是否會前往某個沒辦法用餐或不方便用餐的地方？如果是，你

現在能否準備一些東西帶在身上，好讓手邊有更多健康的選項？

與其只是從 A 點移動到 B 點——即使那段旅程不需要你從辦公椅或客廳沙發上移動一英寸——在你離開 A 點**之前**花幾分鐘思考那段旅程中有哪些可以取得的飲食選擇。

放大旁人的影響力。 如果和一個習於健康飲食的人共進午餐能幫助你待在軌道上，我完全理解。想像我和勒布朗以及球隊其他球員在一起的畫面。我總是和世上某些最偉大的運動員混一起，還有表現、營養學、力量與體能訓練等領域的一眾頂尖專家。老實告訴你——這會讓我在伸手拿洋芋片時感到有點羞愧。而且，由於身邊的人全都是乾淨健康飲食的榜樣，拿一顆蘋果和一把杏仁對我來說會比較容易些。

正如我在上一章所說的，如果生活中有些人習於健康飲食，而你在他們身邊也會吃得比較健康，那就盡可能多跟他們相處。但假如這是一件知易行難的事，你仍可以在他們不在近旁的狀況下以其他方式善用這些支柱：

- **為你的餐點拍照：** 和幾個支柱做約定，在你用餐或吃點心之前，拍照片傳給他們。你可以每天都這樣做，或者只是挑那些對你來說更難堅守正道的日子。無論如何，這樣做可以逼自己在當下為那餐負起責任。為了讓支柱們留下好印象，你也比較可能做出明智的飲食選擇。其實，你也可以嘗試找支柱們競爭，比比看誰那天吃得最健康。
- **問問自己：「某某支柱會怎麼吃？」：** 如果你基於某種原因無法聯繫支柱，暫停片刻，思考他們在當下可能會怎麼選擇。更進一步，想像你正要為他們購買食物，藉此為自己施加一點壓力。

- **承認自己在營養上犯的錯**：很多人會在吃了一頓糟糕的餐點後向自己認錯，卻不太可能對別人認錯。因為有時罪惡感會化為羞愧感，令他們不願承認自己搞砸。又或者，他們不想在身邊的人眼中顯得軟弱。我只知道，你不該這樣。假如你搞砸了一餐（並且在分析之後理解原因），我希望你立即聯繫幾個支柱並分享這個資訊。原因如下：
  ◎ 愈常跟朋友談論你在飲食上的失誤，對那個失誤的理解就會愈深，重蹈覆轍的可能性就愈小。
  ◎ 你的支柱們也許知道某些你沒有想到的方法，能幫助你避免再犯。

放大你的好奇心。我常說一句話：「對自己的選擇感到『無聊』，就代表你還沒有『探索』所有的選擇。」這適用於生活中很多事，尤其適用於飲食。舉例來說，當我聽到有人宣稱自己討厭蔬菜，我會解釋說這從統計數據上看是不可能的，因為任何人類都不可能討厭兩萬種東西，尤其是那些他們很可能從未嘗試過的兩萬種東西。

你沒有眼花。可以食用的蔬菜選擇就是有那麼多種，一個令很多人震驚的數字。如果我要他們列舉幾樣蔬菜，他們可能連數十種都列舉不出來。水果也是如此。喜歡莓果嗎？有四百多種供你選擇。蘋果呢？根據最近的統計，你有七千五百種可以選。隨便挑一種常見的水果，例如香蕉（一千種以上），櫻桃（大約一千兩百種），甚至葡萄（超過一萬種），你終其一生都無法試遍所有品種。

沒錯，你家附近的蔬果店不太可能準備一萬種不同的葡萄。但這並不代表你不能多費點心思來擴展自己的味蕾：

- **詢問當季或非本地的食物**：無論是在超市、農夫市集或餐廳，這

樣的詢問都會引導你去體驗不那麼常吃的食物。
- **找到所在地區的每家民族食品市場**：拉丁、美洲、墨西哥、中東、印度、泛亞、塞爾維亞、牙買加等等——這些地方都會有你在一般超市裡不太可能找到的肉類、蔬菜、水果、堅果和種子。每週造訪一間不同的店，不要害怕向老闆尋求建議。

放大氛圍。如果上次的用餐氣氛給了你選擇合適食物的心情，那就繼續。如果沒有，有幾種方法可以在進餐時創造環境上的優勢。

- **把燈光調亮**：放棄燭光晚餐，改選日光燈照亮的餐桌，這樣也許比較不浪漫，卻可以幫忙避免讓錯誤的食物上桌。多數人在昏暗的地方會吃得比較多，不只因為他們對眼前食物的意識降低——我意思是，如果連你都幾乎看不見自己的食物，坐在旁邊的人又怎麼看得到？——而且因為較暗的燈光會讓我們更加放鬆，這在進食的時候往往會稍微降低我們的自制力。
- **尋找三種顏色**：棕色、黑色和深藍色有一個祕密的超能力：抑制食欲。（反之，較亮的顏色，如紅色、橙色、黃色和綠色，則有相反的效果。）我不是要你為廚房重新上漆，但至少在家或外出就餐時，考慮一下自己坐的位置（和面對的東西），以便在環境上為自己增加優勢。

減少你的失敗

所以，也許情況失控了——誰在乎？這又不是第一次，也絕不會是最後一次。好消息是你已經分析自己掌舵的船如何偏離航線，這自然會減低再次發生的可能性。話雖如此，反思扯後腿的障礙能幫助自己往前挺進。

儘管上一章提供了一些供你在分析錯誤時思考的解決方法，但在面對某些特定障礙時，你還可以做一些額外的考量。

減少時間不足的情況。我在上一章提了幾個考量事項，包括找回一天中浪費的時間並且重新審視自己的步驟。然而，還有其他值得嘗試的技巧嗎？老實說，我知道很多，我相信你也知道，因為其中多數都以食物準備為核心，而你可能已經聽過。提早決定未來幾天要吃什麼，在家裡備足所需食材，預先烹飪食物，在冰箱塞滿已經清洗、去皮和切好的蔬菜和水果──要讓自己隨時保有健康選擇，這些都是老生常談。但其實還有一些人們似乎不怎麼談論的技巧：

- **添購尺寸適中的冷藏箱**：匆忙的時候，我們往往選擇方便的食物。但它們之所以方便，與其說是因為近在咫尺，不如說是因為防腐劑和加工過程。既然它們不會腐壞，我們就可以在需要時把它們放在辦公桌抽屜裡。我希望你投資一個隔熱冷藏箱，來讓健康的飲食選擇變得更加方便。不是只能裝下一個三明治和一小瓶水的那種，尺寸要大到足以讓你在車裡、辦公室或任何需要的地方存放食物，尤其在附近沒有健康選項時。
- **拿出外送菜單並圈出好的選擇**：多數情況下，之所以拿出外送菜單，通常是因為沒時間準備一頓飯。那麼，在這種高壓情況下，提前知道符合長壽目標的最佳選擇是不是很合理呢？透過先在可能用到的每張菜單上圈出最明智的選擇，可以確保在緊急情況下點到身體所需的食物，而非因為時間不足而做出讓自己後悔的營養選擇。如果你比較喜歡在手機上查看菜單，同樣的規則也適用。只需要滑到你常用（或將來最可能用的）店家的菜單，找到最健康的選擇，然後截圖保存，以便需要時參照。
- **成為尺寸與份量的專家**：我有許多客戶不喜歡計算公克或盎

司——可以怪他們嗎？但這讓確定自己是否食用合適份量的瘦蛋白、複合碳水化合物或健康脂肪變得更困難。正因如此，我要他們拿食物尺寸與自己熟悉的物體對比。例如：

◎ 合適份量（3盎司）的熟雞肉、魚或肉？很簡單——想像一下女性手掌的大小或一副撲克牌的大小。

◎ 合適份量的堅果或種子（1盎司）大約是可以放進手裡的量。注意，我指的是普通男人的手——不是我認識的多數NBA球員的手——所以如果你的手也很大，試著把一盎司的堅果或種子倒在自己的手掌裡，看看它們佔據多少空間。

◎ 至於煮熟的米飯或義大利麵（1杯）或一份水果或蔬菜，不需要量杯，只要想像一個網球的大小就好。

◎ 要測量一份油（1茶匙），就用大拇指比讚！拇指的末端——從指尖到第一個指節——差不多是這樣。

◎ 沒有看到經常吃的其他健康食品的尺寸對比？那就在你有幾分鐘閒暇的時候，測量一份任何你要吃的東西，然後記住這個大小。如此一來，等到下次需要在匆忙中備餐，你就可以忘掉量杯和秤，直接目測。

- **最後，捫心自問——長遠看來，我到底節省了什麼？**

也許光顧得來速讓你省下十分鐘，或者買了甜甜圈讓你省下準備一頓健康早餐的十五分鐘。然而，每當我聽到客戶這樣說，我總會提醒他們，如果節省時間的代價是犧牲健康，那麼你終要彌補。

什麼意思？請你想想那趟得來速或那份甜甜圈——或者任何因為匆忙或不耐煩而做出的不良飲食選擇——並認真分析自己節省了幾分鐘。然後問自己：

◎ 你是否必須運動至少那麼長時間才能消耗掉那餐帶來的熱量？

如果延長壽命真是你的目標，那這些食物裡的不健康脂肪、化學物質和額外熱量只會迫使你耗費更多時間去透過訓練和飲食控制來消耗。
◎ 你是否因為未能正確為自己提供能量而在該日稍晚變得較無效率而且更疲倦？這代表你一開始節省的時間反過來在生活中其他面向阻礙你的進步。
◎ 你有沒有可能縮短了幾分鐘的壽命，只因為不願意花費或等候幾分鐘？我們不可能立刻回答這個問題，因為不良飲食的累積效應需要時間才會顯現。但科學和常識都指向肯定的答案。

減少你的緊張。好消息是，透過將我的計畫融入生活，並更積極促進身體復原，你的壓力會自然而然降低，比較不會求助於療癒食品和其他不健康的選項。然而，這些方法都不是緩解導致壓力飲食之因的完美解方──只有你能找出成因。正因如此，你最好儘快辨識出這些緊張來源並找到將其減少或消除的方法。

- **找出原因並解決問題：** 如果你正在經歷一些無法快速解決的事，這是完全可以理解的。但如果你的控制範圍內有任何可以改變或終結的事，就必須瞄準並解決：
  ◎ 如果是你一直在拖延的事，就立刻把它視為當務之急。
  ◎ 如果是你無法立即處理的事，就先確定自己什麼時候有空，在日曆上標註，這樣至少會讓你覺得自己對它有所掌控。

讓營養組合更上一層樓！

如果你堅持每天進食五到六次，每餐由一份精瘦蛋白質、一份複合碳水化合物和一份健康脂肪組成，你將讓所有競爭對手望塵莫及。你會在飲食方面追上多數菁英運動員。但是，有沒有辦法從這套三部分的組合再擠出些許額外好處呢？有的——取決於你的明天是怎樣的一天。

低能量日與高能量日

典型的生活計畫（或者我敢說**飲食計畫**）一律建議採用「做五休二」的飲食行程。你知道我在說什麼。可能會有人叫你從星期一到星期五按照某種方式飲食，但到了週末規則會變，你可以放鬆一下，因為計畫往往趕不上變化。

但這無法反映生活的真實情況。看看這種排程，你會發現自己被要求在工作日進行更嚴格的飲食，而你在那些日子裡明明需要更多能量。反觀，你在週末卻被允許吃得更多，而這兩天你可能反而沒那麼活躍，消耗的熱量也會減少——因為剛渡過忙碌一週的你正在放鬆。然而，你的工作／生活行程也許跟我和我的客戶們一樣：在多數人休息的時候工作（反之亦然），在多數人穿上睡衣的時候上場，或者一連數月全天候南征北討之後才終於有喘息的機會。

我知道的事實是：每個人的營養需求都是獨一無二的，而且根據一週的情況瞬息萬變。正因如此，你不能武斷區分工作日的飲食跟週末的飲食。反之，更明智的做法是為每個星期做前瞻性的分類，問自己明天會是「高表現」日還是「中／低表現日」。換而言之，你要提前思考並認清：

- 你的身體明天是否需要更多能量（你可以在今天多**攝**取一些碳水化合物，補足你的肝糖儲備）。

- 或者，你的身體明天可能不需要那麼多能量，今天就可以吃得更清淡，專注於攝取精瘦蛋白質，以利更好的恢復。

假設在星期一、星期二、星期四和星期六，你的行程並不緊。而星期三、星期五和星期天是你一週中最忙碌的日子。舉例來說，你在星期三有一場重要的演說，站在眾人面前一小時讓你必須保持高度警戒。你打算在星期五下班後連打兩場壘球賽來釋放壓力。到了星期天，你終於可以騰出時間清理車庫。

明白我的意思了嗎？每週都是不同的，倘若在飲食上遵循工作日和週末的二分法，很容易導致你在某些真正需要能量的日子裡能量不足，而在其他需要更多營養的日子裡卻缺乏讓身體恢復的足夠營養。就算你不是運動員，借用運動員的思維——考量明天自己的身體可能需要什麼，並在前一天調整宏量營養素（蛋白質、複合碳水化合物和健康脂肪）的組合，讓這些營養素進入你的系統待命，準備發揮作用——就已經足夠了。

理想情況下，為了給自己足夠時間準備餐食，你可以提前展望，預估自己在往後三天左右的活動量。但由於我的客戶們常常需要應對意外的事件、活動或會議，我喜歡教人們在更短期內思考，先專注於明天就好。

不要等到醒來再考慮**當天**要吃什麼，我希望你養成根據明天情況而飲食的習慣。換句話說，意識到自己是否需要更多能量來應付明天（因為那是比平常更忙碌的一天），或者自己是否可以善用相對輕鬆的一天，攝取更多營養來幫助身體更快恢復。

如果這一切聽起來很複雜，其實並非如此——或者說不一定要如此。我推薦給客戶們的簡化版本如下：

如果明天是你的高表現日……

……那麼我希望你在**今天**做的是碳水化合物強化，換句話說，吃下的

複合碳水化合物比第四章推薦的更多一些，以確保大腦和身體在隔天有比平常更多的能量。

什麼樣的日子會被我定義為「高表現日」？基本上，就是那天有某件事需要你投入至少九十分鐘的大量能量，無論是身體上或心理上。

沒錯，我知道你會說：「麥克，我的每一天都是這樣。」當然，我們有時會有這種感覺。而且，有幾個星期，我們確實全天候把自己搞得筋疲力盡。但當你向後退一步，誠實審視未來幾天的安排，很容易看出哪些日子可能比其他日子更緊繃。有些日子需要你在能量方面拿出最佳表現，因為如果沒能做到，對生活也許會有負面影響。這樣的日子就是我心中的高表現日。

那麼，在高表現日的前一天該吃些什麼呢？你可能聽過所謂的「醣原負荷法」。這是許多運動員在耐力賽前使用的策略，尤其是持續時間超過九十分鐘的比賽，例如半程馬拉松、全程馬拉松、長距離自行車比賽等。基本上，運動員會在這個過程中減少或停止活動／訓練，在三到六天內攝取比平常更多的碳水化合物。目的是什麼？為了讓體內的肝糖儲備超過正常容量，好讓自己在比賽日有較多的能量可用。

順便說一句，這並不是我要你做的事。如果你好奇的話，可以嘗試在高表現日前一天調整餐點和零食，攝取比平常更多的碳水化合物，以確保肝糖儲備充足。

所以，每餐或零食中除了包含以下之一：

- 一份優質蛋白質
- 一份複合碳水化合物
- 一份健康脂肪

……你整天都照常飲食，等到晚餐再將飲食組合調整為：

- 一份優質蛋白質
- 兩份複合碳水化合物（理想選擇是穀物或較高熱量的蔬果）
- 一份健康脂肪

如果明天是你的低表現日……

……那麼我希望你在**今天**做的是限制高密度碳水化合物，然後多攝取精瘦蛋白質，為身體提供更多自我修復所需的物質。

什麼樣的日子會被我定義為「低表現日」？我會說那是沒有大量體力活動或腦力消耗的一天——你知道自己在這一天會比平時更放鬆，而非更緊張。

在低表現日的前一天，你整天都照常飲食，等到晚餐再將飲食組合調整為：

- 兩份優質蛋白質
- 一份複合碳水化合物（只能來自低熱量蔬菜）
- 一到兩份健康脂肪

如果你不知道明天會是什麼樣的日子……

……那麼我希望你在**今天**做的是堅持原本的計劃，在每餐或零食都攝取：

- 一份優質蛋白質
- 一份複合碳水化合物（你自己選）
- 一份健康脂肪

最後要點

這是精確的科學嗎？ 不是！實際上，我料到某些營養師會對這種為隔天做準備的方法嗤之以鼻。但我敢說，你不可能找到一套所有營養師都認同的飲食法，因為每個人對飲食都有不同的看法。

每次都會感受到顯著差異嗎？ 有時候會，但在有些日子裡，效果可能不大。然而，每一點進步都有幫助。

最後，你一定要嘗試嗎？ 絕非如此，尤其當你覺得這只會讓每天變得更困難且混亂。常規作法已經帶來不錯的成效。但多數客戶在嘗試這種調整之後覺得有所裨益。你只要知道，就算不考量高表現日和低表現日的區別，只要堅守原本的公式，你攝取的宏量營養素組合本身就足以讓你領先群雄，因為它們富含的維生素、礦物質、纖維能夠促進表現、健康和長壽。

菜單

為了幫助你在不費心思的情況下輕鬆補充能量，我請瑪莉·謝諾達（Mary Shenouda）主廚——業內最炙手可熱的廚師兼營養顧問之一——提供一些獨門食譜。這些食譜體現了我的低表現日／高表現日哲學。

瑪莉主廚曾與體育界以及娛樂圈某些大名鼎鼎的人物共事，並持續為他們提供建議，其中包括金州勇士隊的球員（瑪莉主廚為他們的2022年NBA總冠軍做出貢獻）、職業足員哈維爾·赫南德斯（Javier Hernandez）、奧斯卡獎得主露琵塔·尼詠奧（Lupita Nyong'o）、WWE超級巨星麥克·米茲安恩（Mike Mizanin），並透過她的諮詢公司EPC Performance與諸多一線明星合作。

瑪莉也是Phat Fudge的創辦人（那是她的體能表現營養產品線），並

主持Eat Play Crush播客，透過專家訪談把健康和表現變得容易理解。此外，瑪莉主廚兼任行銷全國的品牌Primal Kitchen和Safe Harvest的產品配方師，並協助撰寫多本暢銷書（包括《天才生活》、《天才廚房》和《如何自然受孕：在30歲後健康懷孕》），同時為Nike、Oura Health和Hyperice等品牌提供諮詢服務。

瑪莉主廚與一支由醫生、物理治療師、專業實踐者、營養師和表現專家組成的團隊合作，她跟我一樣熱衷於幫助每個人發揮全部潛力，也深信營養是成功的基礎。她能夠在微量營養素的層級上為客戶們識別並策劃具體的營養與恢復需求，同時打造幫助他們達到頂峰表現的美味餐點。正因如此，她在我心中是為本書設計最佳食譜的不二人選。

瑪莉・謝諾達主廚的寄語

當麥克邀請我為他的書做出貢獻，我毫不猶豫答應。他是一個堅實可靠的人，而且很少有專業人士能像麥克同時致力於自身技藝，又慷慨分享自己的時間與專業知識——正是因為這樣，我很高興能與你們分享這些食譜。將它們當作一種指南，然後在廚房享受樂趣的同時把麥克的飲食理念融入生活，如此一來，你就能吃得健康、玩得盡興、征服生活。相信自己的直覺吧！

低能量日早餐

隔夜奇亞籽布丁（甜）

1份

熱量：200-300卡路里　　碳水化合物：30-35克
蛋白質：10-15克　　　　脂肪：10-15克

這款早餐由幾種簡單的食材組成，方便提前準備，所以是完美的即取即用選項。奇亞籽是蛋白質、纖維和Omega-3脂肪酸的絕佳來源，就用營養豐富的它來開啟一天。

食材

- 3湯匙奇亞籽
- 1杯無糖杏仁奶（或任何非乳製品奶）
- 1湯匙蜂蜜或楓糖漿，可根據口味增加
- 1/4茶匙香草精
- 新鮮水果和堅果，供食用

製作方法

1. 在一個小碗或罐子裡混合奇亞籽、杏仁奶、蜂蜜或楓糖漿和香草精。攪拌均勻。
2. 蓋上碗或罐子，放入冰箱冷藏過夜或至少4小時，直到奇亞籽吸收液體，變成布丁狀。
3. 食用前攪拌奇亞籽布丁，如果想要的話可以調整甜度。加上你喜歡的新鮮水果和堅果。
4. 冷食享用。

無麩質香蕉煎餅（甜味）

兩張煎餅（1份）

熱量：300-330卡路里　　碳水化合物：40-45克
蛋白質：10-15克　　　　脂肪：10-15克

　　這種無麩質香蕉煎餅是開啟一天的絕佳方式。它們富含蛋白質和碳水化合物，為你提供充足的能量。

　　煎餅中的香蕉是鉀的優質來源，這種礦物質對肌肉功能非常重要。雞蛋提供蛋白質，有助於肌肉組織的修復和建構。燕麥粉富含纖維，能給你飽足感。

食材

- 1根熟香蕉，搗碎
- 2顆雞蛋
- 1/4杯無麩質燕麥粉
- 1/4茶匙泡打粉
- 1/4茶匙香草精
- 少許鹽
- 烹飪噴霧或油，用在鍋上
- 新鮮莓果和蜂蜜，供食用

製作方法

1. 在一個攪拌碗中混合搗碎的香蕉、雞蛋、燕麥粉、泡打粉、香草精和鹽。攪拌均勻。
2. 中火加熱小尺寸不沾鍋或平底鍋，上一層烹飪噴霧或油。
3. 舀約半杯煎餅糊，淋到鍋上。煮2到3分鐘，直到表面起泡，然後翻面再煮1到2分鐘，直到顏色變得金黃。
4. 對剩餘的煎餅糊重複上述步驟。
5. 配上新鮮莓果和蜂蜜享用。

綠拿鐵碗（甜味）

製作 1 份

熱量：300-350 卡路里　　碳水化合物：40-45 克
蛋白質：10-15 克　　　　脂肪：10-15 克

這款綠拿鐵碗富含營養，能為你的一天提供充足能量。冷凍香蕉提供天然甜味和奶油般的口感，而菠菜或羽衣甘藍葉則增添豐富的維生素、礦物質和抗氧化劑。杏仁奶、杏仁醬和奇亞籽提供蛋白質和健康脂肪，帶給你飽足感。

食材

- 1 根冷凍香蕉
- 1 杯菠菜或羽衣甘藍葉
- 半杯無糖杏仁奶或任何其他植物奶（根據需求增加）
- 1 湯匙杏仁醬或花生醬
- 1 湯匙奇亞籽
- 切片新鮮水果、椰絲、燕麥脆片和／或堅果，用來畫龍點睛

製作方法

1. 在攪拌機中混合冷凍香蕉、菠菜或羽衣甘藍葉、杏仁奶、杏仁醬或花生醬和奇亞籽。攪拌至滑順奶油狀。酌量添加杏仁奶以達所需稠度。
2. 將果昔倒入碗中。灑上切片新鮮水果、椰絲、燕麥脆片以及／或者堅果。
3. 用湯匙吃。

高效能日早餐

番薯與蔬菜配上以蛋白為主的炒蛋（鹹味）

製作1份

熱量：450-480卡路里　　　碳水化合物：50-60克
蛋白質：36克　　　　　　脂肪：20-25克

整碗充滿蛋白質、碳水化合物和健康脂肪。是在訓練前開啟一天的好方法。番薯是纖維和 β-胡蘿蔔素的優質來源。β-胡蘿蔔素是一種抗氧化劑，可以幫助保護細胞免於受損。其他蔬菜帶來更多營養，蛋白則提供不含大量脂肪的蛋白質，加入一顆蛋黃有助於整體消化。

食材

- 1顆大（8盎司）番薯，去皮，切成半英寸的塊狀
- 1/4杯甜椒丁
- 1/4杯碎菠菜
- 1/4杯蘑菇片
- 1/4杯番茄丁
- 3顆蛋白
- 1顆全蛋
- 適量鹽和胡椒粉
- 1湯匙特級初榨橄欖油
- 新鮮水果作為搭配

製作方法

1. 以中火搭配橄欖油炒番薯，蓋上鍋蓋炒2到3分鐘。
2. 將甜椒、菠菜、蘑菇和番茄放入鍋中。再炒2到3分鐘，直到蔬菜變軟。
3. 在一個中等尺寸的碗裡將蛋白和全蛋打至起泡，加入鹽和胡椒調味。
4. 將蛋液倒在鍋中的炒蔬菜上。煮2到3分鐘，直到邊緣凝固。
5. 輕輕將煎蛋折成兩半，再煮1分鐘，直至熟透。
6. 配上新鮮水果趁熱食用。

莓果藜麥早餐碗（甜味）
製作1份

熱量：400-450卡路里　　　碳水化合物：60-70克
蛋白質：15-20克　　　　　脂肪：10-15克

　　這款藜麥早餐碗富含蛋白質、纖維和複合碳水化合物，讓你整個上午都感到飽足而且充滿活力。綜合莓果和奇亞籽提供大量抗氧化劑和維生素。

食材

- 半杯煮熟的藜麥
- 1/4杯無糖杏仁奶
- 1湯匙蜂蜜或楓糖漿
- 1/4杯綜合莓果（如藍莓、草莓和覆盆子）
- 1湯匙奇亞籽
- 1湯匙杏仁片
- 1茶匙肉桂粉（要不要都可以）

製作方法

1. 在小鍋中以小火加熱煮熟的藜麥和杏仁奶，煮一兩分鐘。加入蜂蜜或楓糖漿，然後攪拌均勻。
2. 將藜麥混合物倒入碗中。加入綜合莓果、奇亞籽和杏仁片。如果喜歡，可以撒上些許肉桂粉。
3. 冷熱食用皆宜。

希臘優格帕菲（甜味）

製作1份

熱量：300-350卡路里　　碳水化合物：30-35克
蛋白質：20-25克　　　　脂肪：10-15克

　　這份餐點富含蛋白質，讓你維持整個上午的飽足感。水果提供必要的維生素和礦物質，燕麥脆片增添纖維和健康脂肪。

食材

- 1杯原味希臘優格或無乳優格
- 半杯混合新鮮水果（如莓果、切片香蕉和切丁芒果）
- 2湯匙無麩質燕麥脆片
- 1湯匙蜂蜜或楓糖漿
- 1湯匙無糖椰絲（要不要都可以）

製作方法

1. 在玻璃杯或小碗底部鋪一半希臘優格。然後在優格上放上一半綜合新鮮水果。
2. 在水果上灑1湯匙燕麥脆片，然後淋上半湯匙的蜂蜜。
3. 以剩餘食材重複上述步驟。如果想要的話可以灑上無糖椰絲。
4. 立即享用。

低／普通表現日午餐

生菜辣蝦包

製作4個（1份）

熱量：280卡路里　　　碳水化合物：8克
蛋白質：25克　　　　脂肪：15克

這是低碳水化合物、高蛋白的午餐選擇，味道鮮美而清爽。多汁的蝦經過一系列調味，包括帶來辣味的卡宴辣椒。用爽脆的生菜包起來，這款生菜包不僅無麩質，而且低熱量，讓你在滿足的同時沒有負擔，是低活動量日的輕盈午餐首選。

食材

- 1茶匙特級初榨橄欖油
- 半茶匙甜椒粉
- 1/4茶匙卡宴辣椒
- 1/4茶匙蒜粉
- 適量鹽和胡椒
- 8尾大蝦，去殼去腸
- 4片大生菜葉（例如奶油萵苣或蘿蔓萵苣）
- 1/4杯番茄丁
- 1/4杯紅洋蔥丁
- 2湯匙切碎的新鮮香菜
- 1湯匙新鮮萊姆汁
- 辣醬或是拉差辣椒醬，增加辣度（要不要都可以）

製作方法

1. 在碗中混合橄欖油、甜椒粉、辣椒粉、蒜粉和適量的鹽和胡椒。將蝦放入混合物中，均勻裹上調料。
2. 以中火加熱不沾鍋。放入蝦，每面煎2至3分鐘，直到熟透呈粉紅。
3. 從煎鍋中取出熟蝦，稍微冷卻。
4. 取一片生菜葉，放上幾尾蝦，佐以番茄丁、紅洋蔥丁、香菜和少許萊姆汁。
5. 對剩餘的生菜葉跟蝦重複上述步驟。若需額外辣味，可滴幾滴辣醬或是拉差辣椒醬。
6. 捲起生菜葉，享用這道美味且富含蛋白質的美食！

希臘雞肉沙拉
製作1份

熱量：350卡路里　　　碳水化合物：10克

蛋白質：30克　　　　　脂肪：20克

這道沙拉充滿新鮮的食材和豐富的蛋白質，是令人滿足且健康的午餐選擇。滑嫩的烤雞胸肉搭配爽脆的黃瓜、多汁的番茄、酸爽的菲達起司和自製希臘沙拉醬。這款無麩質、低碳水化合物的沙拉非常適合低活動量的日子，當你想要吃點輕食卻又不想犧牲美味。

食材

- 2杯混合沙拉綠葉
- 1小塊去皮去骨烤雞胸肉（4盎司），切片
- 半根黃瓜，切片
- 半杯櫻桃番茄，對半切
- 1/4杯碎菲達起司或不含乳製品替代品
- 2湯匙卡拉馬塔黑橄欖，去核，切片
- 2湯匙切碎的紅洋蔥
- 2湯匙切碎的新鮮香菜

希臘沙拉醬

- 2湯匙特級初榨橄欖油
- 1湯匙新鮮檸檬汁
- 1茶匙紅酒醋
- 半茶匙乾牛至
- 適量鹽和胡椒

製作方法

1. 在大碗中混合沙拉綠葉、切片的烤雞胸肉、黃瓜片、櫻桃番茄、菲達起司、卡拉馬塔黑橄欖、切碎的紅洋蔥和新鮮香菜。

2. 將小碗中的橄欖油、檸檬汁、紅酒醋、乾牛至和適量的鹽和胡椒一起攪拌均勻。

3. 把沙拉醬淋在沙拉上，輕輕攪拌，讓所有食材都均勻沾到醬汁。

4. 立刻上桌！

櫛瓜麵條炒天貝

製作 1 份

熱量：300 卡路里　　　碳水化合物：15 克
蛋白質：25 克　　　　　脂肪：18 克

以櫛瓜麵條取代傳統麵條，你就可以享受無麩質、低碳水化合物，同時還富含蛋白質的美味午餐。天貝提供豐富的植物性蛋白質，色彩繽紛的蔬菜則提供必要營養。這道餐點非常適合低活動量的日子。想要吃點輕食，卻不想在味道或飽足感上妥協，它正是理想的選擇。

食材

- 1 湯匙香油
- 6 盎司天貝，切塊
- 2 瓣大蒜，剁碎
- 1 條紅椒，切片
- 1 根胡蘿蔔，切絲
- 半杯豌豆
- 2 根青蔥，切碎
- 2 湯匙無麩質醬油或溜醬油
- 1 湯匙米醋
- 半茶匙新鮮薑末
- 1/4 茶匙紅辣椒片（要不要都可以）
- 1 顆大櫛瓜，螺旋削成麵條
- 1 湯匙芝麻，用於裝飾

製作方法

1. 以中火在大煎鍋或炒鍋中加熱香油。加入切塊的天貝，煎至四面金黃。將天貝從鍋中取出，放在旁邊備用。
2. 在同一鍋裡加進大蒜、紅椒、胡蘿蔔、豌豆和青蔥。翻炒 2 到 3 分鐘，直到蔬菜稍微變軟。
3. 在一個小碗中混合無麩質醬油或溜醬油、米醋、薑末和紅辣椒片（如果有用的話）。將醬汁倒在炒好的蔬菜上，翻炒均勻。
4. 加入櫛瓜麵條和煮熟的天貝。輕輕翻炒所有食材，再煮 2 分鐘，直到櫛瓜麵條變軟但仍保有脆度。
5. 從火上移開，灑上芝麻增添口感和風味。
6. 趁溫熱享用。

高表現日午餐

雞肉酪梨藜麥能量碗

製作1份

熱量：600卡路里　　　　碳水化合物：43克
蛋白質：34克　　　　　　脂肪：50克

　　這道無麩質美食富含複合碳水化合物和適量蛋白質，為高活動量的一天提供燃料。以蓬鬆的藜麥為基底，疊加烤雞腿、烤番薯塊和蒸花椰菜，再以鬆軟的酪梨片和切碎的杏仁增添口感。最後淋上檸檬油醋，用一抹酸爽畫龍點睛，讓你的味蕾跳起舞來。

食材

- 1杯用高湯煮熟的藜麥
- 2隻雞腿（5盎司），去骨去皮，切丁
- 1杯烤番薯塊
- 1杯蒸花椰菜
- 1/4杯酪梨片
- 2湯匙切碎的杏仁
- 1湯匙檸檬汁
- 1湯匙特級初榨橄欖油
- 鹽和胡椒適量

製作方法

把所有食材混在一起就可以吃了。

檸檬燉比目魚配烤馬鈴薯

製作1份

熱量：500卡路里　　　碳水化合物：80克
蛋白質：23克　　　　　脂肪：15克

這道菜雖然簡單，卻充滿各種細膩風味。想像一下：把檸檬和牛至的香氣注入嫩滑的比目魚，搭配酥脆的烤拇指馬鈴薯。酸甜的番茄爆發出甜味，酸豆同時帶來陣陣鹹味。口感與滋味在這道菜裡取得平衡。以一個烤盤烹飪所有食材，也讓你方便清理。

食材

- 2磅拇指馬鈴薯，對半切
- 特級初榨橄欖油
- 鹽和胡椒
- 6盎司比目魚片
- 1/4茶匙乾牛至
- 1個檸檬，切片
- 16盎司葡萄番茄，一半份量
- 1湯匙切碎的新鮮歐芹
- 1湯匙酸豆

製作方法

1. 將烤架置於烤箱中間，將烤箱預熱至450°F（約232°C）。
2. 在中等尺寸的碗中，混合馬鈴薯與2湯匙橄欖油、半茶匙鹽和1/4茶匙胡椒。
3. 將馬鈴薯切面朝下排列在烤盤上，烤至稍微變褐色，大約15到22分鐘。
4. 同時，用錫箔紙做一個包，放入比目魚（可以上網搜尋作法），然後加入些許橄欖油、牛至、一小撮鹽、一片檸檬和番茄。
5. 從烤箱取出烤盤，把比目魚包放在馬鈴薯上，再將烤盤放回烤箱烤10到15分鐘。
6. 再次從烤箱取出烤盤，打開錫箔包的同時小心被蒸氣燙到。把比目魚從包中滑出，然後將剩餘的汁液和番茄倒在馬鈴薯上。
7. 搭配新鮮檸檬片、歐芹和酸豆一起享用。

紅扁豆生菜杯

製作 1 份

熱量：460 卡路里　　　　碳水化合物：62 克
蛋白質：18 克　　　　　　脂肪：18 克

飽滿的紅扁豆融合溫熱香料和一絲檸檬皮，讓人一口咬下就滿足無比。新鮮的蔬菜和奶油優格則在口感和風味上帶來令人愉悅的對比——這道紅扁豆生菜杯將同時滿足你的味蕾和宏量營養需求。

食材

- 1/4 杯特級初榨橄欖油
- 1 個甜洋蔥，切碎
- 半個甜椒，切細
- 半茶匙海鹽，可視口味再添加
- 1 湯匙哈里薩辣醬
- 1 湯匙番茄醬
- 半杯福尼奧米或藜麥
- 2 杯骨頭高湯
- 半杯乾紅扁豆，沖洗乾淨
- 1 湯匙新鮮檸檬汁
- 1/4 杯切碎的新鮮歐芹
- 適量黑胡椒
- 半顆貝比萵苣
- 2/3 杯原味優格或不含乳製品優格，上菜時添加
- 檸檬角，上菜時添加

製作方法

1. 以中火在大平底鍋加熱橄欖油。將洋蔥、甜椒和鹽炒至蔬菜呈淡金黃色。
2. 加入哈里薩辣醬和番茄醬，攪拌均勻。
3. 加入福尼奧米或藜麥和骨頭高湯，煮沸。降低火力，煮至穀物變軟。
4. 加入紅扁豆，蓋上鍋蓋，煮 8 至 10 分鐘，間歇攪拌，直到紅扁豆變軟。
5. 關火，所有食材靜置 10 分鐘。
6. 加入檸檬汁和歐芹，用鹽和黑胡椒調味。
7. 裝盤時，將紅扁豆混合物舀入生菜杯中，搭配優格和檸檬角。

低表現日晚餐

無麩質火雞肉丸佐金線瓜

製作 4 份

熱量：420 卡路里
蛋白質：30 克
碳水化合物：34 克
脂肪：16 克

這道菜是經典的肉丸義大利麵的健康版本。火雞肉丸由無麩質麵包屑製成，烘烤而非油炸。金線瓜則是傳統義大利麵的低碳水化合物替代品。這道菜是蛋白質和纖維的優質來源，也是相對低脂的選擇。

食材

- 1 磅火雞肉
- 半杯無麩質麵包屑
- 1 顆雞蛋，打散
- 1/4 杯磨碎的帕瑪森起司或不含乳製品的替代品
- 1 茶匙義大利調味料
- 半茶匙鹽
- 1/4 茶匙胡椒粉
- 半杯義式番茄醬
- 1 顆中等尺寸的金線瓜，烤，然後用叉子挖出肉（可上網搜尋作法）

製作方法

1. 將烤箱預熱至 400°F（約 200°C）。
2. 在大碗中混合火雞肉、麵包屑、雞蛋、帕瑪森起司、義大利調味料、鹽和胡椒粉。攪拌均勻。
3. 以沾濕的手將火雞肉混合物捏成 1 英寸大小的肉丸，放在烤盤上。烘烤 18 至 20 分鐘。
4. 將肉丸和義式番茄醬拌勻，搭配金線瓜一起食用。

牛絞肉通心粉

製作1份

熱量：530卡路里　　　碳水化合物：66克
蛋白質：35克　　　　　脂肪：16克

　　這道美味的牛絞肉通心粉豐盛而可口，適合作為快捷簡便的工作日晚餐。它富含蛋白質和纖維，碳水化合物含量低。而且這套食譜還是無麩質的，適合有飲食限制的人群。

食材

- 半顆甜洋蔥，切碎
- 2湯匙特級初榨橄欖油
- 1顆番茄，切成丁
- 1瓣大蒜，切碎
- 1茶匙細磨濃縮咖啡
- 1湯匙辣椒粉，按口味添加
- 1茶匙大蒜粉，按口味添加
- 半茶匙丁香粉，按口味添加
- 1茶匙鹽，按口味添加
- 6盎司牛絞肉
- 2湯匙番茄糊
- 1湯匙椰子氨基或醬油（最好是無麩質的溜醬油）
- 半顆檸檬
- 1杯無麩質通心粉，煮熟

製作方法

1. 以中火在大鍋中用橄欖油將洋蔥炒至金黃色。
2. 加入切碎的番茄，煮至軟。
3. 攪進切碎的大蒜、濃縮咖啡、辣椒粉、大蒜粉、丁香粉和鹽，煮至香氣四溢。
4. 加入牛絞肉，在煮的同時拿叉子或馬鈴薯搗碎器搗碎牛絞肉以防結塊，直到呈淡褐色。
5. 加入番茄糊、椰子氨基或醬油，以及一杯水。以中火燜煮15分鐘。
6. 關火，依喜好添加鹽和香料調味。
7. 將檸檬汁擠在煮熟的通心粉上，搭配牛絞肉享用。

簡易羊肉丸

製作4份

熱量：260卡路里　　　　碳水化合物：2克
蛋白質：23克　　　　　　脂肪：17克

鮮嫩美味的羊肉丸富含蛋白質和健康脂肪，是令人滿足且營養豐富的餐點選擇。只需少量的食材和簡短的備餐時間，就能做出一道美味的菜餚，適合當工作日的快速晚餐。

食材

- 1磅羊絞肉
- 2湯匙原味希臘優格或不含乳製品的優格
- 2瓣大蒜，切碎
- 1茶匙海鹽
- 半茶匙胡椒粉
- 1茶匙洋蔥粉
- 1茶匙孜然粉
- 1茶匙肉桂粉
- 半杯切碎的歐芹，適量
- 2湯匙特級初榨橄欖油
- 1顆檸檬，切片，上菜時使用

製作方法

1. 將烤架置於烤箱中央。將烤箱預熱至375°F。
2. 在大碗中混合羊肉、優格、大蒜、鹽、胡椒粉、洋蔥粉、孜然粉、肉桂粉、歐芹和橄欖油。
3. 使用相當於1.5湯匙的冰淇淋勺將均勻的混合物舀到盤子上。
4. 以沾濕的手將每一份捏成圓形的肉丸，放在烤盤上。烘烤15到18分鐘，直到略呈褐色。
5. 搭配新鮮檸檬片和歐芹享用。

高表現日晚餐

椰醬鮭魚佐烤蔬菜
製作4份

熱量：450卡路里　　　碳水化合物：25克
蛋白質：40克　　　　脂肪：20克

這道菜做起來簡單快速，而且富含蛋白質和健康脂肪，是攝取日常所需蔬菜的絕佳途徑。

食材

- 1湯匙特級初榨橄欖油
- 1茶匙鹽
- 半茶匙胡椒粉
- 1/4茶匙新鮮檸檬汁
- 1磅帶皮鮭魚菲力
- 1湯匙椰醬
- 1顆花椰菜，切成小朵
- 2根胡蘿蔔，去皮切片
- 1根櫛瓜，切片

製作方法

1. 將烤箱預熱至400°F。在烤盤上鋪一層烘焙紙。
2. 在小碗中混合橄欖油、鹽、胡椒粉和檸檬汁。
3. 將混合物均勻塗抹於鮭魚菲力，然後置於烤盤。將椰醬均勻灑在鮭魚上，並在周圍擺放花椰菜、胡蘿蔔和櫛瓜。
4. 烤20至25分鐘，直到鮭魚熟透，蔬菜變軟。
5. 立即食用。

無麩質雞肉炒菜
製作2份

熱量：400卡路里　　碳水化合物：40克

蛋白質：30克　　　　脂肪：15克

這道食譜是攝取日常所需蔬菜的絕佳途徑，也是蛋白質的優質來源。

食材

- 1湯匙特級初榨橄欖油
- 鹽
- 1磅去骨去皮雞胸肉，切成小塊
- 1個洋蔥，切碎
- 2根胡蘿蔔，去皮切片
- 1顆花椰菜，切成小朵
- 1茶匙薑末
- 2瓣大蒜，切碎
- 1/4杯椰子氨基
- 1/4杯雞肉湯

製作方法

1. 在大平底鍋或炒鍋中以中火加熱橄欖油。
2. 在雞肉塊上輕灑些許鹽巴，然後將它們放入平底鍋。偶爾翻動雞肉，直到每一面都呈金黃色。
3. 加入大蒜、洋蔥、胡蘿蔔、花椰菜和薑，炒至蔬菜變得嫩脆。
4. 在小碗中攪拌椰子氨基、雞肉湯和1湯匙水。把混合物倒入平底鍋，炒至變稠。
5. 立刻淋在米飯上吃。

鍋燒西班牙雞肉飯

製作 1 份

熱量：490 卡路里　　　碳水化合物：70 克
蛋白質：25 克　　　　　脂肪：12 克

　　這是一道容易製作的雞肉飯，佐以美味的香料、洋蔥和甜椒。這道菜適合大量烹飪，如果做得夠多，剩菜可以吃好幾天。

食材

- 4 瓣大蒜，切碎
- 半茶匙紅椒粉
- 半茶匙粉香菜
- 1/4 茶匙乾牛至
- 1/4 茶匙孜然粉
- 1/4 茶匙海鹽，依口味添加
- 6 盎司去骨去皮雞腿肉，切丁
- 1 湯匙特級初榨橄欖油
- 1 個甜洋蔥，切碎
- 1 個青椒，切碎
- 3/4 杯米飯或藜麥
- 高湯（根據你選擇的穀物所需的水量而定）
- 2 個番茄，切碎
- 適量黑胡椒
- 2 湯匙切碎新鮮香菜，上菜時添加
- 1 顆萊姆，切片，上菜時添加

製作方法

1. 在中等尺寸的碗裡混合大蒜、紅椒粉、香菜、牛至、孜然和鹽。將一半的香料混合物取出，放在一旁備用。
2. 把雞肉塊放入第一個碗裡的香料中，攪拌均勻。
3. 在大平底鍋中以中火加熱橄欖油。加入洋蔥和甜椒，炒至微微變褐。
4. 加入米飯或藜麥和預留的香料，攪拌約 30 秒。加入高湯和番茄，攪拌均勻。
5. 把所有材料煮沸。放入雞肉，調至小火。蓋上蓋子，煮約 15 分鐘，直到米飯或藜麥變軟。
6. 離火，靜置 10 分鐘。
7. 上菜前以鹽和胡椒調味，添上新鮮香菜和萊姆片。

訓練前飲品

巧克力甜菜奶昔

製作1份

熱量：300　　　　　　　　碳水化合物：40克
蛋白質：15克　　　　　　　脂肪：15克

這款奶昔非常適合在運動前飲用，因為它提供均衡的脂肪、蛋白質和碳水化合物。甜菜和可可粉能夠帶來一些健康益處，包括改善血流和增加耐力。

食材

- 1杯切碎的冷凍香蕉
- 1/4杯切碎的煮熟甜菜
- 1湯匙可可粉
- 1湯匙奇亞籽
- 1顆去核的椰棗
- 半杯無糖杏仁奶
- 1勺巧克力蛋白粉（要不要都可以）
- 1份濃縮咖啡（要不要都可以，提供額外能量）

製作方法

把所有材料丟入攪拌機，攪拌至滑順。

訓練後飲品

草莓櫻桃恢復奶昔

製作 1 份

熱量：300 卡路里　　　碳水化合物：40 克
蛋白質：：20 克　　　　脂肪：：10 克

　　櫻桃含有許多抗氧化和抗發炎的多酚化合物，可以加速運動後的力量恢復。奶昔中的蛋白粉有助於肌肉組織的構建和修復，碳水化合物則可以為身體補充能量。

食材

- 1 杯冷凍草莓
- 1 杯冷凍黑櫻桃
- 半杯無糖杏仁奶
- 1 勺香草味蛋白粉
- 1 湯匙亞麻籽粉
- 1 茶匙奇亞籽
- 半茶匙肉桂粉
- 適量冰塊

製作方法

把所有材料丟入攪拌機，攪拌至滑順。

訓練前零食

櫻桃巧克力豆核桃燕麥棒

製作6至7根

熱量：210卡路里　　　碳水化合物：31克
蛋白質：3克　　　　　脂肪：9克

以此配方製作含有原型食材的訓練前燕麥棒，可以清楚知道裡面有什麼。

食材

- 1¼杯無麩質燕麥片
- 2/3杯核桃
- 半杯蔓越莓乾，切碎
- 半杯生葵花籽
- 1/4杯 Enjoy Life 半甜巧克力豆
- 半茶匙海鹽
- 半茶匙肉桂粉
- 2湯匙杏仁醬
- 半杯乾棗，去核，浸泡在溫水中

製作方法

1. 以食品加工機將燕麥片、核桃、蔓越莓乾、葵花籽、巧克力豆、海鹽和肉桂粉攪拌至混合並碎成小塊。
2. 加入杏仁醬和乾棗。攪拌直至成糊狀並開始相黏，很可能形成球狀。
3. 將球在烘焙紙上攤開，均勻切成6至7根燕麥棒。
4. 待其冷卻變硬，把燕麥棒存放於冰箱。

無穀類添加藍莓馬芬

製作12顆馬芬

（可以透過添加你喜歡的膠原蛋白粉，為這些馬芬增加額外的蛋白質。）

熱量：190卡路里　　　碳水化合物：25克
蛋白質：4克　　　　　脂肪：5克

食材

- 3杯鮑伯紅磨坊（Bob's Red Mill）原始飲食烘焙麵粉
- 1湯匙肉桂粉
- 1茶匙小蘇打
- 半茶匙鹽
- 4勺你喜歡的蛋白粉
- 3顆雞蛋
- 3/4杯融化的椰子油
- 半杯蜂蜜
- 3/4杯新鮮藍莓
- 檸檬皮屑，上菜時添加

製作方法

1. 將烤箱預熱至350°F（約175°C）。排好12個有紙內墊的馬芬模具。
2. 在中等尺寸的碗中混合原始飲食烘焙麵粉、肉桂粉、小蘇打、鹽、蛋白粉和任何你想添加的風味原料；擱置一旁備用。
3. 在大碗中攪拌雞蛋、椰子油、蜂蜜和1/3杯水。
4. 將麵粉混合物與雞蛋徹底攪拌。拌入藍莓。
5. 將麵糊舀入備好的杯子中。烘烤20至25分鐘。用牙籤測試：插入馬芬，拔出來。如果牙籤乾淨，就表示烤好了。
6. 從烤箱中取出馬芬，在頂部灑上檸檬皮屑。
7. 享用前先讓馬芬在模具中冷卻。

腰果鷹嘴豆泥

製作1份（2湯匙）

熱量：80-100卡路里　　碳水化合物：3克

蛋白質：2克　　脂肪：5克

把經典的美味鷹嘴豆泥做了改良！添加腰果能讓你的鷹嘴豆泥變得更加柔順可口。以此處提供的香料建議作為起點，根據自己的口味隨意調整。

食材

- 1杯煮熟的鷹嘴豆，瀝乾
- 半杯腰果，浸泡10分鐘後瀝乾
- 1/3杯滑順的芝麻醬
- 2湯匙特級初榨橄欖油
- 2湯匙新鮮檸檬汁，依口味添加
- 1瓣大蒜
- 半茶匙鹽，依口味添加
- 1/4茶匙孜然，依口味添加

製作方法

將所有食材和5湯匙水攪拌均勻，最多可再添5湯匙，直至鷹嘴豆泥變得柔滑。品嚐鷹嘴豆泥，若有需要可以依口味添加檸檬汁、鹽和孜然。

食用建議

在低表現日，搭配新鮮蔬菜和蛋白質食物食用，在高表現日則搭配額外的碳水化合物食用，如餅乾或比塔餅。

簡易餡料椰棗
製作1份

熱量：112卡路里　　　碳水化合物：12克
蛋白質：3克　　　　　脂肪：10克

不要想太多。

食材

- 1顆椰棗，切開去核
- 半湯匙杏仁醬
- 1顆杏仁

製作方法

在椰棗裡灌入杏仁醬，然後放上杏仁增加嚼勁。

第二部

運 動

第七章

前瞻思考

年齡真的會影響你的身體嗎？某種程度上，當然會。但不管你怎麼想，也不管別人怎麼說，我們並不必然隨著時間流逝而衰敗。假如我們變得虛弱、行動不便、更容易受傷，這不是時間的錯。

這是我們的責任。

隨著年齡增長，多數人比較少運動，也忽視預防性保養，卻期望身體如幾十年前運轉。其實，因為以下三個大錯誤，我們害自己的感覺、行動和表現變得實際年齡更衰老：

1. 我們寫了一張借據給自己。隨著年歲增長，我們承擔的責任愈來愈多。許多人在三、四十歲時體能下滑，部分原因是把原本投資在自己身上的時間轉投到其他重要的追求。三、四十歲是賺錢的黃金時期，所以我們有壓力要趁著這段時間充分運用職業優勢，冒更多風險，日以繼夜工作。假如你為人父母，自己的時間更會被進一步分割，在父母職責和其他事情之間勉強取得平衡。

如何應對這些鋪天蓋地的職責？我們只好跟自己達成協議，**現在先犧牲健康，_之後再_**設法恢復狀態。我的意思不是說這樣的優先順序是錯的。建立良好的夫妻以及親子關係，確保自己可以舒適退休，這些都是值得讚許的目標。但若要真正享受未來，你就必須投資現在，尤其是在活動度方面。

2. 我們關注錯誤的「M」。 二、三十歲的時候，你有過長遠的設想嗎？你做過任何預防傷害的額外訓練嗎？

當然沒有。多數人年輕時把自己的身體及其能力視為理所當然。你可能只在天氣寒冷或教練要求時才會熱身或拉筋，因為多數時候，你的身體能夠隨時隨地拿出表現。當然，拉傷肌肉或受傷的機率一直存在，但省去預防的麻煩總是值得冒險。

多數人在訓練時關注的是**肌肉（muscle）**，而他們的第一優先應該是**活動度（mobility）**才對。簡而言之，他們關注的 M 錯了。假如我們只把時間和精力投注於打造更強壯苗條的肌肉，可能導致肌肉失衡，從而增加受傷的風險，限制自己的關節活動範圍。

反之，當你專注於活動度的改善，添加某些關鍵的拉筋和運動，就可以讓時光倒流，回到所向無敵的往日。這個健身計畫會讓你的關節、韌帶和輔助肌肉更柔韌有彈性，預防受傷，同時也讓它們在其他訓練中發揮作用。這會讓全身所有肌肉按照預定的方式協作，不只讓你更靈活，也讓你更強壯，而且速度更快。

3. 我們的訓練不曾進化。 我經常看到人們堅守（或回歸）年輕時的訓練方式。他們懷想自己過去能夠做到的事，並假定從前有效的方法至今仍能讓他們練出同等的身體機能。但事實是，我們的身體會變，所以我們每隔幾年就必須改變練法。假如你不是二十一歲，就要停止按照二十一歲時的方式訓練——唯有如此，你才有可能感覺回到二十一歲。

勒布朗現在的訓練方式跟他二十五歲時截然不同。當然，我們持續運用某些力量訓練來為他提升不同面向的球技，也持續透過某些練習來讓他維持肌力和耐力，幫助他保有全能身手。但為了讓他留在球場上——讓他的職業生涯盡可能延長——他的訓練必須隨著身體的改變而進化。現在，重點在於流暢與彈性。而這正是活動度訓練法的用武之地。

開始訓練前要思考的事

你端出什麼？

我指的是，你有多活躍。說真的？你的日常慣例如何？你這樣做多久了？這些日常慣例持續了一週？一個月？還是一年？

求助於我的客戶身處不同階段，從初學到高階，從尋找賽場優勢的專業運動員到只盼擁有良好感覺和機能的身體的普通人。

無論你已經參與什麼運動或活動，或你通常選擇如何訓練，好啦，甚至不管你到底有沒有在運動，這套計畫將會把你帶到比現在更高的地方。因為它為你的身體——任何人的身體——做好實現最大潛力的準備。

如果你是運動員，或者你有在規律運動：你我都知道，你是那種已經對自己的身體負責的人，所以記住這一點：我的計畫不是要取代你目前正在做的任何事——它是被設計來補強的。我要鞏固你已經建立的基礎，讓你不被任何東西擊倒。

如果你擔心額外加入我的計畫會導致過度訓練，請放下這份恐懼。整套計畫運用的是低風險運動練習，可以根據需求調整，但總體效果應該會與過度訓練相反。你會注意到在你選擇的任何活動之中，你的效率和能量都有所提升。

如果你目前沒在運動：就算你一輩子從未踏足健身房或參與任何運動，你也會變成一個在生物力學上更有效率的人類。幾段訓練之後，你的感覺和運動能力都會優於以往任何時候，因為你變得靈活、強壯，而且在身體的關鍵部位（包括脊椎、下背、核心與其他關鍵肌肉、關節，以及韌帶）中開發出更多耐力。每天從日出到日落，每一個動作都會讓你收穫更多。

話雖如此，**單單執行**我的這套計畫——即使它對你的生活產生了巨大影響——也達不到你應得的水平。正因如此，我將在下一章提出一些建

議，讓你在一天中不同時間找到更多運動的機會。

你真的準備好了嗎？

如果這是你首次嘗試我的功能性訓練計畫，務必做好心理準備。

1. 準備好花點時間。 某些動作可能讓你感到熟悉，但我知道某些動作不會。熟練每一個動作並無縫銜接不會費太多時間，但也不是一蹴可幾。所以請你保持耐心，信任過程，並知道自己的速度會隨著練習變快。

2. 準備好感到痠痛。 雖然我鼓勵你每天做的許多動作是伸展拉筋，但也有不少力量以及／或者耐力訓練動作——你會在隔天感受到它們帶來的衝擊，再隔一天也會。但這是好事！你經歷的是「延遲性肌肉痠痛」（DOMS），來自運動過程裡肌肉中的微小撕裂引起的發炎以及乳酸的堆積。乳酸是肌肉為了產生能量分解糖（葡萄糖）生成三磷酸腺苷（ATP）時留下的廢物。[1]

你的腹部（腹肌）和身體後方肌肉群組（身體背面的肌肉，尤其是小腿、膕繩肌、臀肌、豎脊肌和上／下背部）可能會感覺最痠痛。因為多數人都專注於「鏡子肌肉」（能在鏡子裡看見的肌肉），身體後方肌肉群組往往沒有得到該有的訓練。

好消息是，延遲性肌肉痠痛是暫時的。因為一些動作是伸展運動，你感受到的乳酸堆積痠痛可能低於預期。每當你伸展肌肉，身體會以增加血流量來回應。血液攜帶更多氧氣，有助於去除多餘的乳酸，減少隔天痠痛的機率。[2]

3. 重在寸步之差，而非千里之遙。 光是多一點靈活性就能對你的日

---

[1] 編註：此段依照原文譯出。但雖然過去曾認為乳酸堆積是導致延遲性肌肉痠痛（DOMS）的原因之一，但近期研究顯示，乳酸濃度會在運動後數小時內恢復正常。DOMS主要是由運動過程中肌肉的微損傷、纖維分裂，以及結締組織的異常反應所引起，而非乳酸的堆積。

[2] 編註：同上，近期研究指出肌肉痠痛並非因為乳酸堆積，伸展運動的效果主要來自於加強新陳代謝與肌肉的修復。

常表現產生巨大影響——但不要期待視覺上的巨大變化。在特定的伸展拉筋中多伸幾公分，或者能夠多維持特定動作幾秒，都會顯著改善身體一整天的運作，即使你起初會以為這些進步微不足道。

真正適合你的時段是？

理想情況下，我希望你早上起床就馬上進行我安排的活動度訓練，因為我相信你的一天應該始於第一優先——也就是你自己。

以投資自己的方式開啟一天，你會立即看到回報。如果這讓你感覺自私，記得提醒自己：顧好自己其實有利於身邊的每個人，因為你的身體將會更有能力照顧他們。你整天都會更有活力而且更靈活，同時讓核心肌群持續出力。如此一來，你的身體會更有能力面對任何事情。

除了身體上的好處，你也會在一日之初就知道自己完成了一天中最重要的任務之一。在一天真正開始之前就把這件事搞定，會讓你做好心理準備，想起自己有能力做到的一切。當你認為自己沒有足夠的時間可以投入工作、家庭、周圍的人或自己身上的時候，這會立刻成為值得反思的範例。

然而，投入精力需要熱情。假如這不可能，因為你根本不是早起的鳥兒，那就不要強求。這是我的肺腑之言。我寧願你在方便的時候進行訓練，前提是——只有在這樣的前提之下——這樣能讓你百分之百投入。倘若你只能在午飯後、孩子們就寢之後，或者隨機的時段進行，因為你無法確定何時可以偷閒片刻，只要你能夠給我——能夠給你自己——全部的精神與專注，就這樣做吧。

我不介意你在最適合自己的時段中擠出空檔來進行這套訓練的另一個原因是：一旦你開始感受到成效，等你注意到訓練之後的身體感覺多好，你可能會自動自發早起幾分鐘訓練，因為你想一整天體驗這種快感。

這週最糟的一天會是怎樣？

我早上第一件事通常是跟勒布朗見面，因為他是一個晨型人，而且每次都能帶著滿滿的能量訓練。但在我們多年的合作之中，他有幾次沉默不語——我能感覺到他有心事。在那樣的日子裡，我最在乎的就是讓他好過一點。我發現有效的方法並不如你所猜想的那樣：減少訓練量來讓一切變得輕鬆。反之，是逼他盡可能挑戰自己。每次這樣做之後，他都會感覺好多了，而且發現自己有了更多能量，可以去面對開始訓練之前困擾他的任何問題。

許多人準備好在身體上全力以赴，但很少有人準備好在精神上全力以赴。你是這樣嗎？一個快速釐清的方法就是在開始我的訓練計劃之際故意讓自己感到不便，看自己如何面對訓練時的逆境。我沒有要你做任何極端的事，但如果你真心想要長期執行這套計畫，我鼓勵你試著預覽未來一週，選出最忙的一天，並刻意在**那天**騰出時間來做這套訓練。我指的是你預期會忙得焦頭爛額的一天——許下承諾，以這套訓練開啟那一天，不要找藉口。

我希望你這樣做的原因有幾個：首先，因為這讓你向自己證明了儘管那天忙得不可開交，你**依然可以**為自己和這套計畫騰出足夠時間。這把一週當中最艱難的一天放進後照鏡，讓你不可能在壓力較小的其他日子裡放棄這套訓練。但最重要的是，這讓你認清自己的能力，所以假如突然出了點狀況，如果本應順遂的一天變得混亂，讓你覺得自己無法擠出時間執行這套計畫，你會知道自己其實可以，因為你早就這樣做過了。

我要你這麼做的另一個原因是，這會幫助你帶著更多能量應對充滿壓力的那一天。再者，倘若那天有事讓你心煩意亂，你會覺得問題沒那麼嚴重，甚至會靈機一動，對自己說：「天哪，原來可以這樣解決！我現在懂了！」

這餅畫得很大，我明白。我可以終日宣揚這套計畫的益處，但只有在親身體驗之後，你才會完全確定它確實有效。然而，當你刻意下定決心在最糟的一天執行這套計畫——我不是要你每週都這樣，但可以三不五時嘗試一次——會強化這個事實：每天執行這套計畫能讓你的狀態變得更好，無論壓力多大或者多疲憊。如此一來，下次當你在忙碌之時猶豫是否要執行計畫，你更不會輕易跳過訓練，因為你記得自己在訓練之後的身體感覺和思考能力變得多好。

你的穿著有幫助嗎？

這套計畫旨在提升活動度。我也希望你在每一個動作中真正關注身體的感覺，這有時並不容易，尤其當你穿得太緊，讓自己分心。因此，你的衣著必須允許自己舒適彎曲、扭動或伸展。

至於鞋子，第一個動作需要你脫下鞋子，以便伸展足底筋膜（從腳跟到腳趾的那條組織帶）。之後，你的本能反應可能是穿上交叉訓練鞋或其他能提供穩定性的鞋款，但是，如果可以的話，請不要這樣做。

理想情況下，如果你能脫掉鞋子並保持赤腳（並且這樣做不違反健身房規定），我更希望你赤腳，否則你會失去一部分訓練帶來的本體感覺益處。赤腳還能改善上身與下身之間的交流，因為你的腳會向大腦傳遞資訊，關於你有多穩定、每條腿向地面施加多少力量，以及身體意識的其他重要細節。

每次活動度訓練前需要思考的是……

當下感覺如何？

先知道自己曾經身處何處，方能知道自己已經走了多遠，沒錯吧？正

因如此，在你嘗試這套訓練或任何身體活動之前，進行誠實的自我評估是很重要的。你必須在開始這套訓練之前快速從頭到腳、由內而外評估自身的狀態，這就是我們所謂的「身體基線」。

別擔心，不會痛。我只要你回答五個關於自己的問題。假如我親自指導你訓練，我也會問同樣五個問題。為什麼需要這樣做？

- 你會減少受傷的可能性，因為你在開始做任何動作**之前**先傾聽身體的聲音。
- 你會與這套計畫建立更好的聯繫，因為等你在訓練後回答相同的問題，當「反思」的時刻到來，你不僅會察覺身體如何更有效運作，還會注意到答案發生正面的變化。愈常體認到這套計畫的效果，就愈有可能堅持下去，並且看到終生的成果。

這樣的自我診斷不需要完美。假如你不確定某些部位是否痠痛，或者無法決定你的能量分數是5還是7，不要想太多。誠實回答就好。也就是說，不要為了自尊而有所隱瞞。

愈誠實回答這些問題，就能從這套計畫中獲得愈多長進。每當我在書中要求你誠實評估，這條原則都適用。現在，讓我們開始吧：

方便起見，複印這一頁（事實上，多印幾份，因為你往後會用到），然後在每次進行活動度訓練之前和之後圈出／寫下你的答案。

---

1. 以下哪個部位感到痠痛（圈出所有符合的部位）？

- 腳　　- 腳踝　　- 小腿／阿基里斯腱　　- 膕繩肌　　- 股四頭肌
- 臀部　- 中段　　- 下背部　　- 上背部　　- 肩膀　　- 手臂
- 頸部

> 2. 以下哪個部位感到緊繃／僵硬（圈出所有符合的部位）？
>   - 腳　　- 腳踝　　- 小腿／阿基里斯腱　　- 膕繩肌　　- 股四頭肌
>   - 臀部　- 中段　　- 下背部　　- 上背部　　- 肩膀　　- 手臂
>   - 頸部
>
> 3. 以下哪個部位感到虛弱（圈出所有符合的部位）？
>   - 腳　　- 腳踝　　- 小腿／阿基里斯腱　　- 膕繩肌　　- 股四頭肌
>   - 臀部　- 中段　　- 下背部　　- 上背部　　- 肩膀　　- 手臂
>   - 頸部
>
> 4. 你為自己的能量打幾分？
>   - （1為最不警醒；10為最警醒）：
>   1　2　3　4　5　6　7　8　9　10
>
> 5. 你為自己的動力打幾分？
>   - （1為「敷衍了事」；10為「準備好大幹一場」）：
>   1　2　3　4　5　6　7　8　9　10

不確定這一切是否值得？

每次完成我的訓練計畫，你感受到的差異會持續一整天，而且會改善生活的各個面向。但如果你想要一個更明顯的例子來說明其效果——或者感到任何一絲揮之不去的疑慮——我希望你嘗試我口中的「四前」練習。

在進行我的活動度訓練之前，嘗試以下四個動作，每個動作都做幾次。注意你在每個動作上的平衡和協調，你可以用手機記錄，以便之後回顧比對。

然後，在完成整套活動度訓練之後，再把每一個動作都做一次。雖然

「之前」和「之後」的差異也許看似微小，但運動的流暢程度與效率應該顯而易見。

　　1. 單腿鶴立：彎曲右腿，將右膝抬到面前，使右大腿與地面平行，同時以左腳保持平衡（可以把手放在臀部）。盡可能長時間維持這個姿勢，然後換腿進行。

　　2. 提踵：雙腳併攏站直，雙臂放在身體兩側。盡可能抬高腳跟，並盡可能長時間以腳趾保持平衡。

　　3. 單腿伸展抓取：想像你是一個高爾夫球手，準備從洞中取球。以單腿保持平衡並俯身觸地，讓另一條腿向後伸展，然後換腿進行。

　　4. 自重深蹲維持：站直，雙腳與臀同寬，雙臂上舉（上臂與耳朵平行）。下蹲直到大腿幾乎與地面平行，盡可能長時間維持這個姿勢。

　　好了，已經夠多坐而言了，不如起而行吧！

第八章

貫徹到底

醜話先說在前面。

沒有一套訓練計畫會適合所有人，能滿足每個人的需求——或者應該說每個人的**身體**。對我的某個客戶來說完美的東西對你來說並不會同樣完美，這是正常的。

讓我換個方法解釋：同一支隊伍的世界級運動員也不會以完全相同的方式訓練。反之，他們通常以特定的方式訓練，以提升某些技能或強化特定肌肉群，修復需要更多休息的其他部位。當我與客戶會面，我關注的是他們在特定時刻需要從身體得到什麼，然後根據這些需求量身訂做我的計畫。

但我設計的每套訓練計畫都以功能性力量與彈性動作為基礎。這套運動和伸展就像發射台，無論客戶們瞄準哪個方向，都能幫助他們飛得更快更遠。

我將與你分享這個基礎——不只勒布朗會做這套基本動作，所有跟他一樣有著全方位目標的客戶都會做，以便盡可能長遠前行。這套訓練計畫藉由結合最明智的運動形式來幫助你的身體展現比現在更高的運作水準。這一系列的伸展和運動會讓你的身體準備好端出最高水準的表現，同時最大限度減低受傷的風險。

為什麼選擇這套計畫？

你的身體是一具機器，專門設計來以精確的方式移動。依照預定方式運作的時候，身體能夠實現遠超想像的事情。但是當身體無法做好自己的工作，當我們未能反覆提醒身體應該如何移動，它會養成一系列壞習慣，而這些惡習會對每一個動作都產生負面影響。

目前，你的身體多數時間都逼自己維持一些本不該如此的姿態，例如坐著彎腰使用電腦或手機。不良姿勢導致脊椎偏離中心的程度愈高，身體就愈難以最佳狀態運作。

每當我看到高爾夫球手在黎明時分開球，我都不禁發笑。他們會在週六早上六點半伸展身體，因為發球時間是七點。然而，到了星期一，同一名高爾夫球手從床上起身，喝杯咖啡就直接去工作，而非在開始一天之前先啟動自己的身體。

難道你不該像關心高爾夫成績一樣關心生活嗎？無論你認為接下來十六個小時的日常活動有多普通，難道這些活動不值得你做好準備嗎？我們會花時間做某些功能性動作來提升自己的球技、得分、次數和組數，以及場上表現，但我們不會花時間做某些功能性動作來改善自己的一天。換句話說，我們會花時間讓身體為事件或運動做好準備，但面對日常生活卻不會這樣。這種心態的問題在於，長遠健康的重點不只是在特定時刻成為一個身手更矯健的運動員，而是成為一個一整天都更矯健的人。這套包含二十七個動作的活動度和核心穩定性訓練正要在此發揮效用，就讓我們簡稱它為「活動度養生法」。

我的活動度養生法是一套簡單而擁有獨特平衡的全身性訓練計畫，從運動訓練和物理治療的角度操練你的身體。這個訓練計畫不僅能提高你的活動度和強化你的核心，還能讓你的身體想起自身的機能。

經過充分練習，你不僅會訓練和伸展多數人忽視或從未想過的肌肉

（例如足底筋膜、小腿肌、腳趾和髖屈肌），還能重新教會你的身體執行特定動作時應有的姿態。你的身體會迅速自動開始更有效地穩定自身，並在移動時消除不必要的動作，讓你能夠以最少量的努力和疲勞完成任何任務——無論在健身房、運動競賽，還是在日常生活。除此之外：

- 這套訓練計畫使用一些功能性動作，教會你的上半身和下半身更順利運用核心肌群，這代表了任何方向上移動時更快的速度、更大的力量，以及更好的平衡。
- 這套訓練計畫打造更強大的核心肌群，幫助你的身體均勻分配壓力，更有效吸收衝擊。
- 這套訓練計畫為你保持關節、韌帶以及次要支撐肌肉的強壯與健康，使它們能夠在每一個動作中做出更多貢獻，好讓你在受傷風險更低的情況下舉起更大的重量。
- 這套訓練計畫保持脊椎正位，因為它防止緊繃的下背部肌肉或弱小的核心肌群拉扯脊椎——這種失衡可能引發頸部和背部問題，並導致肌肉更快疲勞。
- 這套訓練計畫調動你的本體感覺肌肉，這組神經穩定器會為了保持身體的正確排列而全天微調你的姿勢。
- 最後，這套訓練計畫防止你受鏡中可見肌肉的影響。多數人會把身體前面的肌肉練得比身體後面的肌肉（後側肌肉）強壯，這種意志鬥爭可能會害你更容易遇上夾擠症、肌腱炎和其他運動傷害。這套訓練有助於防止過度發達的肌肉拉扯較弱的肌肉而引起的不平衡影響你的表現，或使你受傷。

養生法的規則

我要你做的二十七個動作分為三類：

- **拉筋六式**：前六個動作都是以站姿或坐姿執行的拉筋。
- **地面核心十四式**：接下來的十四個動作會把你帶到地面。你將躺著、跪著，或以貼近地面的姿勢執行。
- **站立大結局**：最後七式力量訓練讓你回歸站姿，我會確保你在開啟一天之前完成這些動作。

（順道一提，雖然我將訓練分為三個部分，但這並不代表你應該在每個部分之間暫停。）

其中一些動作可能讓你感到熟悉，另一些則可能令你感到陌生。但總體而言，這些動作構成一套全身性的訓練，旨在提升你的整體表現。它們幫助你打造一具功能更佳的身體，延長你的運動壽命，並減少受傷的可能，但前提是你必須按照指示執行這些動作。

訓練的地點

儘管我的許多客戶有管道使用最先進的設備，但考量到旅行安排，他們往往發現自己無法隨時隨地取用這樣的設備。因此，我帶著一份責任感設計了無需設備的訓練法，讓你無論身在何處都能堅持鍛鍊。

這套訓練法完全不需要任何器械，你可以在家裡做，旅行時在飯店房間裡做，甚至趁會議之間的空檔在辦公室做，只要找到一個讓自己感覺自在的地方就好。如果你喜歡在早上看新聞時在電視前訓練，或者在一個遠離家人的房間裡點上蠟燭，聽著輕柔的音樂訓練，那就這麼做吧，只要你能夠傾聽自己的身體，關注每一個動作，並與每個動作對身體產生的影響

和反應建立連結。

但說句認真的，你最好選一個干擾最少的地方，因為這是**屬於你的**時間，這些動作是對自己的投資。假如你嘗試在早晨開電話會議的同時執行這些動作，或者在任何無法專心的情況下訓練，就只是在自欺而已。

訓練的頻率

不同於許多要求你連續五天訓練（週末休息）或採取與生活不同步的僵化結構的訓練計畫，我的方法不落入窠臼。

假如有人跟我說他們每週健身五日，我可能會建議他們每週進行我的訓練三次就好（週一、週三和週五），或者在他們健身的日子裡進行（總共五天），又或者，假如他們很愛運動而且時間允許，我甚至可能鼓勵他們在週六或週日早上額外進行簡化版的訓練。這一切真的因人而異，但以下是一些粗略的建議：

對於不太運動的人，如果你是健身新手或過著久坐的生活，我希望你從**練二休一**開始。這代表連續兩天訓練，第三天休息。（例如，如果你從週一開始，就週一和週二訓練，週三休息。）

之後，看看自己的感覺如何。當我與那些不習慣在身心靈上驅策自己的人共事，連續兩天訓練已經是很大的勝利，他們通常需要一天休息（並慶祝自己的成就）才能繼續前進。

另一種可以嘗試的變化是**練三休二**。舉例來說，如果你從週一開始，就在週一、週二、週三訓練，然後在週四和週五休息（下一個三天週期從週六開始）。

對於時常運動的人，如果你目前每週至少訓練三天（或從事體力要求較高的工作），你也有以下選擇：

- 嘗試**練三休一**：按照你喜歡的節奏進行我的訓練（無論在運動日

或非運動日）。

- 只在**運動日訓練**：前提是每週至少運動五天。如果你的運動頻率低於這個標準，每週進行的訓練次數可能少於我對初學者的要求。

無論你目前的運動頻率如何，你會在某個時間點察覺自己可以升級並嘗試：

- 練四休一
- 練五休一
- 練六休一

<u>對於「過度表現者」</u>，如果你傾向於每週訓練七天，你已經到達稀有水準——因為我甚至不要求表現出眾的客戶這樣做。說實話，我希望你每週至少一天忘了我的訓練計畫，因為我不希望你的心態是：「哦，今天又得做麥克的訓練了。」

我不只是不希望被你討厭。額外多練一天其實不會讓你進步那麼多。反之，每週允許自己休息一天有助於避免心理疲乏，讓你更有可能終生堅守這套計畫。

關於每個動作與伸展

<u>按順序做</u>：從第一個動作開始，然後完全**按照順序**完成二十七個動作——一個接著一個，中間沒有休息（除了轉換姿勢所需的時間）。不過，不休息不代表要你急於完成訓練。完成一個動作之後，以正常速度進入下一個動作。

正確呼吸：這代表以鼻子吸氣，以嘴巴吐氣。在某些力量訓練動作中憋氣或不規律呼吸只會讓肌肉缺氧，也可能會讓血壓升高。

不必太在意次數：你會注意到我在每個動作上並沒有要求你做很多次。有幾個原因：第一，你是透過各種多角度動作來訓練整個身體，所以沒必要在次數上做得太過頭。第二，更多的次數只會讓多數人想要儘快做完──只想不擇手段在「完成」的空格上打勾──這可能導致倉促訓練。這二十七個動作都是重質不重量。比起匆忙而草率地做更多次，以更好的姿勢做較少次的效益會更高。

知道任何一點努力都算數：如果你在某些動作中不能照自己所希望的那樣活動自如，不要灰心，盡己所能即可。現在的你可能沒有足夠的活動範圍或活動度，但很快就會有長進。

與此同時，如果發現自己無法如想像中那樣自由活動、無法達到應有的伸展幅度與深度，或者缺乏完成某個動作的力量或耐力──興奮起來吧！因為每當我在客戶身上看到這些能力不足，我也會興奮。我知道這代表他們可能已經長時間──甚至從小到現在──帶著這樣的缺陷過生活。這代表他們即將發現尚未被發掘的潛能。

如果某個動作感覺起來太簡單或太困難怎麼辦？二十七個動作都可根據需要調整，可以讓它變得比較容易做到，也可以增加它的強度。如果你在第一次體驗這套訓練時遭遇任何問題，或者在之後隨著身體適應而有新的困擾，請查閱第十章，了解如何根據當前的身體狀態調整每個動作。

最後，共有二十七個動作──少一個都不行。按時完成每一個動作是必要的──沒有例外或替代。這些動作與時間（以及頻率）的安排背後都有原因。

聽著，我知道步驟看起來可能很多，但其中許多動作會無縫銜接，因此減少中間的準備時間。這也提醒你要帶著相同的心態面對一天的挑戰，不要因為掙扎就逃避。想要成長，就要勇於面對生活，以及這套訓練的挑

戰,不可避重就輕,愈是棘手愈要嘗試。

我的客戶們常問的問題

會用到很多器材嗎? 不會。這套訓練計畫中的所有動作都是自體重量運動,所以目前不需要任何重量訓練器材。你需要準備的只有自己、一把椅子(或一個可以坐的地方)、一面可以倚靠的牆(用於幾個特定動作)和一顆網球(用於第一個動作)。不過,我推薦你購入一張健身墊或瑜伽墊。你會在地板上進行某些伸展和練習,一張柔軟但有支撐力的墊子會讓你在做這些動作時比較舒服。

這套訓練計畫費時多久? 多數客戶在二十分鐘左右完成整套訓練計畫。某些人可能覺得這樣很費時,如果你也這樣覺得,提醒自己,這段時間其實是在為一整天的身體表現做準備。如果你覺得付出二十分鐘很多,想想勒布朗和我的其他客戶多年來體驗到的所有好處,不要再問「為什麼要花這麼長的時間?」而是問自己「若能過上最好的生活——也就是以最高的水準移動與運作——難道不值得在自己身上花幾分鐘嗎?」

需要提前熱身嗎? 你完全可以自行決定。這套訓練計畫本身就會為你的肌肉熱身(所以我之前提到它可以作為訓練或活動前的熱身)。但如果你想在使用肌肉之前喚醒它們,可以原地輕輕慢跑三到五分鐘。

可以一天做兩次嗎? 如果你有時間,當然可以。你可以早上做一次,然後在下班後、晚上放鬆時或睡前再做一次。在我看來,如果你考慮一天做兩次——而且有可能做到——我建議你在午飯後做第二次,就在多數人感到倦怠的時候,因為如果精神狀態在那個時間低落,身體狀態也不會好到哪去。

可以把這套活動度訓練計畫當做暖身或收操嗎? 沒問題。整套訓練能為你的一天做準備,簡化版本則可以作為訓練、比賽或任何體力活動之前

的暖身或之後的收操。事實上，勒布朗在進行某些增進賽場表現的體能、速度和肌肉訓練之前，也會拿一個簡短版本作為活動範圍的暖身操。我不必擔心他執行任何運動時的姿態或技術，因為這個簡短版本的訓練計已經為他的身體做好準備，尤其是核心肌群。

那麼，該如何簡化這套訓練計畫呢？最簡單的方法是按照順序完成二十七個動作，但每個運動／伸展只以建議時間（或次數）的三分之一到一半來執行。例如，如果我建議你做六到八次，做三到四次就好。如果我建議維持一個姿勢二十秒，維持十秒就好。

我不希望你刪減任何動作，挑自己喜歡的做，或者為了縮短時間只做一半。這二十七個動作從頭到腳為你的身體做好準備，彼此交互運作提升表現。如果你考慮採取這種做法，而非遵循我的建議，請提醒自己起初使用簡短版本的原因：嘗試透過熱身運動減少受傷風險並達到最佳表現。你選擇跳過的每一個動作都會令某些沒被啟動的肌肉更加緊繃。為何要讓自己的身體處於這樣不利的狀態呢？

那麼，可否以常規的完整訓練作為熱身，而不採用簡化版呢？例如，如果你通常在中午跑步，想在穿上跑鞋上路前使用我的訓練計畫熱身？或者，如果你只有晚間有時間運動，或者下班後是你跟你的團隊成員相聚同歡的時間？答案是肯定的，但這取決於你擁有多少時間，以及你的身體能承受多少。只要你不覺得自己因為訓練過猛而影響表現，請隨心所欲嘗試。

等一下——我不是才剛做過這個動作嗎？

　　訓練過程中，你會發現某些運動或伸展看起來就像幾秒鐘之前剛剛做過的，只有些微變化。這是刻意設計的，因為對於某些動作來說，一定要先讓身體逐步適應，方能期待巨大的進步。

　　這樣想好了，假如你要做最大重量的臥推，你會一開始就盡可能推到最重，還是會先推較輕的重量，然後逐步增重？假如你要全力衝刺，你會從更衣室踏上跑道就拔腿狂奔，還是會先為肌肉暖身？

　　這套訓練計畫中的某些動作比其他動作更需要協調性、穩定性、柔軟度和力量。更重要的是，它們需要更強的身心連接。正因如此，你會注意到某些伸展或運動相輔相成。許多情況下，剛剛做完的動作已經為接下來要做的動作做好準備，而即將做的動作也會為更之後的動作做準備。

疼痛——只是暫時還是會帶來困擾？

評估自己的痛感聽起來可能像個大要求——畢竟，你不是醫生，對吧？嗯，我也不是醫生，但你不需要是個醫生，也能辨別出需要注意的警訊。

在訓練之中，或是做完訓練之後，感覺到肌肉痠痛是完全正常的，但如果你注意到任何刺痛或灼熱感，請立即停止訓練，然後為了安全起見，去看醫生。如果這種痛感集中在骨頭或關節，更要加倍小心。

聲明一下，我設計的二十七個動作中沒有任何一個動作應該帶來疼痛，但就算最安全的動作有時也會揭示需要解決的潛在問題。

拉筋六式

1. 足底筋膜伸展

作用部位：放鬆並啟動足底筋膜（腳上從腳趾到腳跟的結締組織）

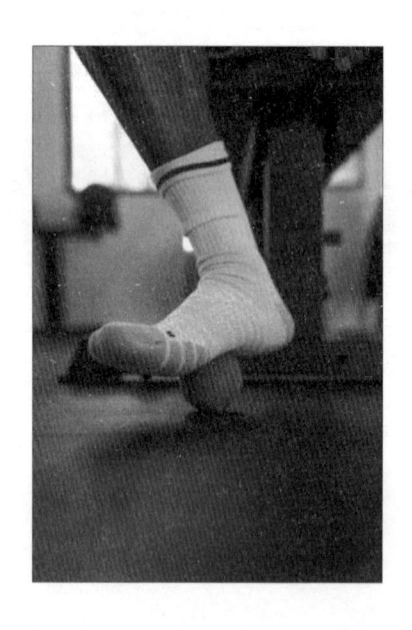

準備好了嗎？坐在椅子上（或床邊）把一顆網球放在腳邊的地板上。一隻腳踩在球上。

預備……輕輕下壓，讓球對腳底產生輕微壓力。

開始！從腳跟到腳趾慢慢來回滾動。（如果你目前沒有足部問題，滾動30秒。然而，如果你有足底筋膜炎問題，請堅持滾動60秒。）完成後，把球換到另一隻腳上重複。

關鍵差異

- 不要只沿著同一條路徑來回滾動。嘗試左右滾動球來觸及整個腳底。

為什麼非做不可：我以喚醒雙腳來開啟這套訓練，還有任何其他訓練。雙腳看似微不足道，但其實是負責支撐體重的兩個主要部分，決定了你站立、行走、跳躍和跑步的效能。

穩定性始於雙腳以及它們對地面的反應能力。假如你的雙腳沒有與身體其他部分協調，你自然會稍微偏離中心，失去平衡。正因如此，你需要伸展這些肌肉，並喚醒其中的神經感測器。

2. 靠牆站立拉筋

作用部位：放鬆小腿肌和阿基里斯腱

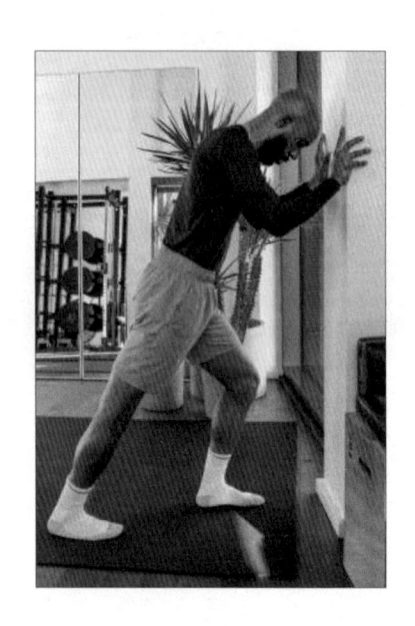

準備好了嗎？面對穩固的牆站立，雙手平放於牆上。將雙腿分開，左腳在右腳前幾英尺，腳趾朝前。

預備⋯⋯確保雙腳從腳跟到腳趾都平貼地板。

開始！彎曲左膝，直到右腿小腿肌有被拉到的感覺，然後返回預備位置。重複10到12次，然後換腿──把右腳放在左腳前幾英尺──並用左腿重複伸展動作。

關鍵差異
- 拉筋時後腳跟不只要平貼地面,還要主動試著將腳跟壓入地面。
- 抵抗弓背的衝動,背部儘可能挺直。

為什麼非做不可:小腿肌拉傷是運動員(從業餘到菁英)最常見的傷害之一,正因如此,以這組拉筋動作來關照料下肢至關重要。但還有另一個原因,這個動作能放鬆兩腿上的阿基里斯腱。這是全身最強壯的肌腱,連接腳跟骨和小腿肌,每次踮腳都會用到。定期保持這條肌腱的柔軟度可以幫助防止發炎,進而避免阿基里斯腱炎,也就是多數腳踝和腳部疼痛的根本原因。

3. 站立膕繩肌和神經滑動拉筋

作用部位： 放鬆膕繩肌（大腿後方的腿肌）並滑動坐骨神經

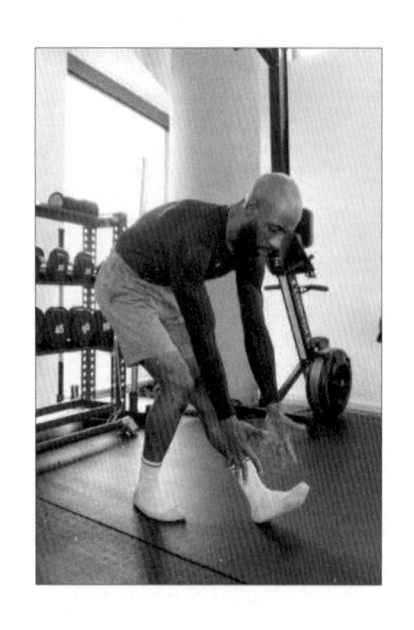

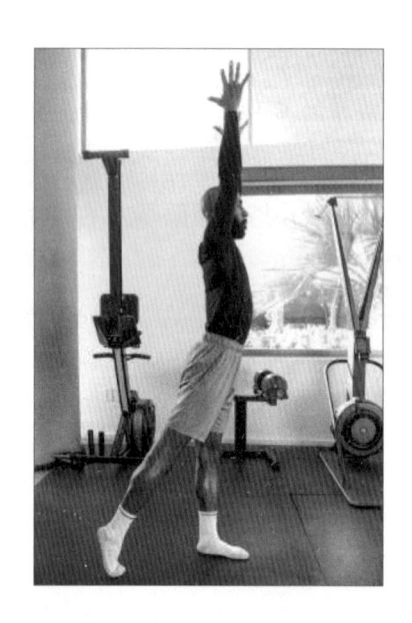

準備好了嗎？分腿站姿——雙腿伸直，左腳在右腳前幾英尺，腳趾朝前。

預備……雙臂舉過頭頂，手掌相對。

開始！站穩之後慢慢從臀部前屈——不是從背部——手臂向下掃的同時將左腳腳趾抬離地面。起身回到預備位置，做6到8次。交換，這次將右腳放在左腳前幾英尺，重複伸展動作。

關鍵差異

- 儘量避免圓背，整個過程中背部應保持平直。這個動作的重點不是能下彎到多低，而是感覺膕繩肌的拉伸。
- 透過收緊腹肌來調動核心。這個訣竅還能幫你避免圓背。

為什麼非做不可：多數人帶著緊繃的膕繩肌走動，所以這組拉筋動作在我的書中佔了重要位置。然而，許多人也帶著無症狀的椎間盤突出走動。（如果我說現在的你可能就是這樣，我不是在開玩笑——就是這麼常見。）正因如此，伸展控制下背部和腿部疼痛、不適與麻木的神經如此重要。

即使你的背部目前感覺良好，仍可能有隨時爆發的潛在神經問題。更糟糕的是，你永遠不知道神經問題會在什麼情況下爆發。會在你搬起重物時發生嗎？會在讓你更可能同時傷害身體其他部位的時刻發生嗎？把這個簡單的拉筋動作加進訓練菜單，不僅能讓膕繩肌保持放鬆，還能避免坐骨神經隨著時間推移出問題的機率。

4. 股四頭肌交替拉筋

作用部位：放鬆股四頭肌，大腿前側的肌肉，同時教你如何透過調動核心力量來保持平衡

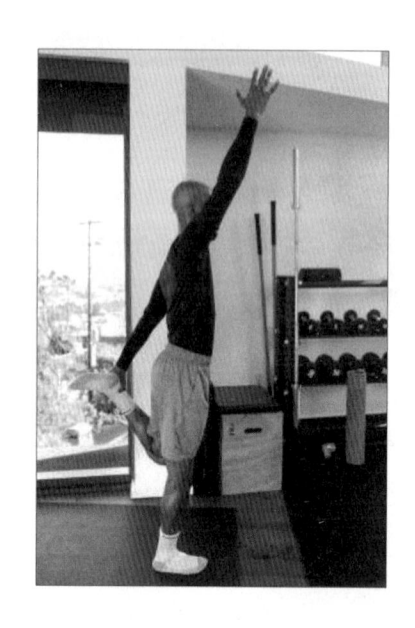

準備好了嗎？站直，雙臂放在身體兩側。

預備……彎曲左膝，將左腳向後抬至臀部。用左手抓住左腳。最後，右臂向上伸。

開始！輕輕將左腳跟拉向臀部，維持2秒鐘，然後鬆手讓左腳返回地面。接下來，彎曲右膝並將右腳抬起，重複前述動作。用右手抓住右腳，左臂向上伸，將右腳跟拉向臀部，維持2秒鐘，然後鬆手。繼續左右交替，共進行10次（兩腿各5次）。

關鍵差異

- 儘量不要抓住任何東西。這組拉筋動作挑戰你的本體感覺肌肉並改善平衡，但前提避免抓東西支撐。
- 可能的話，脫掉鞋子。赤腳進行這項練習還能訓練那些有支撐力的鞋款常會抑制的微小內部肌肉。

為什麼非做不可：緊繃的股四頭肌會導致肌肉不平衡，讓膝蓋和下背部疼痛更容易出現，也讓其他部位更容易受傷。正因如此，讓它們盡可能放鬆對於表現至關重要。

我更喜歡股四頭肌的動態伸展，因為你持續移動，而非只是站在那裡，於是同時改善你在不穩定狀態下的反應能力。以單腳平衡支撐體重，你也間接強化那條腿的股四頭肌和臀肌。

好消息是，就算你偶爾失去平衡，需要抓住某物，也不算失敗。你其實正在間接訓練自己的反應能力，教你的身體在不穩定時儘快做出反應。這種反應能力在現實生活裡很有用，能幫你減低在運動、工作、家中等場合受傷的機率。（所以，不要因為試圖「踢自己屁股」而失去平衡時責怪自己！）

5. 單臂胸肌伸展

作用部位： 放鬆胸部肌肉（包括胸小肌和胸大肌）、肩部（主要是前三角肌）和頸部

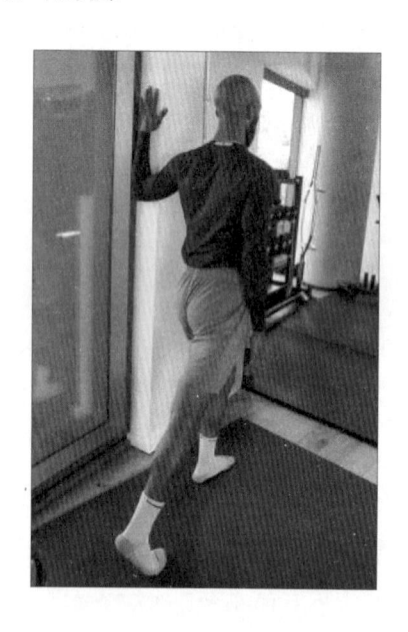

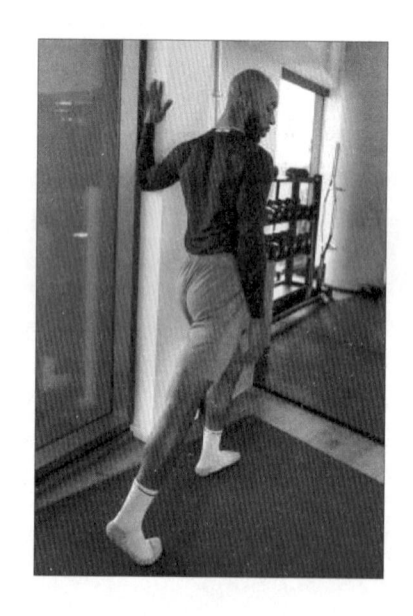

準備好了嗎？站在敞開的門前，好像要走進去一樣。採取分腿站姿（左腳在前，右腳在後），肩膀與門框對齊。

預備……左臂約呈90度彎曲，向旁邊抬起（手指向上，上臂與地面平行），將左手平放於門框左側。下臂從手指到肘部應該會靠著門框。

開始！左臂保持在牆上，向前邁步直到感覺胸部外側輕微拉伸。前進時將頭轉向右邊，直到有拉伸感就低頭。

維持3到5秒，然後換位置以右臂進行伸展。（這次，右腳在前，左腳在後，頭轉向左，然後低頭。）左右交替進行8次（每隻手臂各4次）。

關鍵差異

- 維持拉筋姿勢時盡可能深呼吸,方能真正打開胸肌。

為什麼非做不可:極少人擁有良好的姿勢和開放的胸部,尤其多數人都因過度使用科技產品而有姿勢問題。我們花大量時間低頭查看手機或電腦,隨之而來的不良姿勢為胸部肌肉帶來負面影響。因此,每個人都能獲益於這組經典的胸部拉筋改良版本。

持續使用科技產品也對頸部造成傷害。低頭的時候,斜方肌(從頭骨底部連接到鎖骨和肩胛骨的長三角形肌肉)會緊繃,而非保持柔軟和放鬆。此外,很少有人在日常生活中進行大量的旋轉拉筋動作(左右看),所以這種拉筋有助於放鬆頸部和斜方肌,增加運動範圍並減少疼痛。

6. 天使伸展

作用部位：放鬆背闊肌、胸肌、肩部和姿勢性肌肉

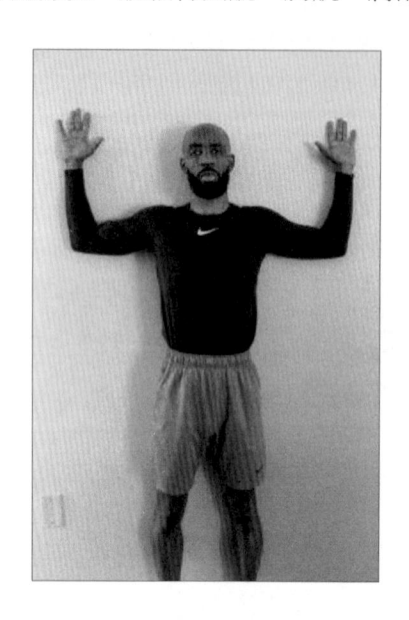

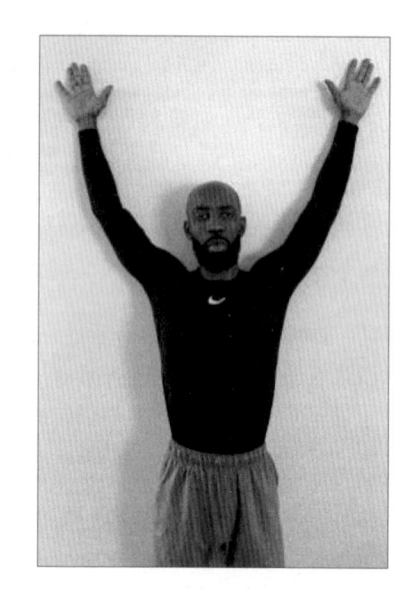

準備好了嗎？背靠牆站立，雙腳與髖同寬。抬起雙臂，就像有人跟你說：「把手舉起來！」手臂應從肘部彎曲，雙手大致與頭部齊平，手掌向前。

預備……身體緊貼牆壁，確保頭部、上背部、肘部、手背、臀部和腳後跟都碰牆。整個動作過程中這些部位都不應離開牆壁。

開始！雙臂緩慢向上和向外滑動，直到手臂伸直並與身體成45度角。如果做對了，你看起來會像字母Y。手臂滑回起始位置，重複8次。

關鍵差異

- 理想情況下，手臂上滑需要3到5秒，手臂下滑也需要3到5秒。
- 過程中透過擠壓（收縮）上背部肌肉來啟動它們。
- 如果感覺到身體的任何部分離開牆壁，就說明你的姿勢不夠直，立即修正。當你擁有更好的姿勢，這些部位自然會維持觸牆，你就不需要為此耗費那麼多專注力。

為什麼非做不可：這組練習不僅能打開胸廓，擴展肺部，還能同時強化和矯正你的姿勢性肌肉。

地面核心十四式

是時候接觸地面了,抓起你的運動墊／瑜伽墊,然後放下,為接下來的幾個動作做好準備。

7. 地面行軍

作用部位:強化核心肌群和髖屈肌

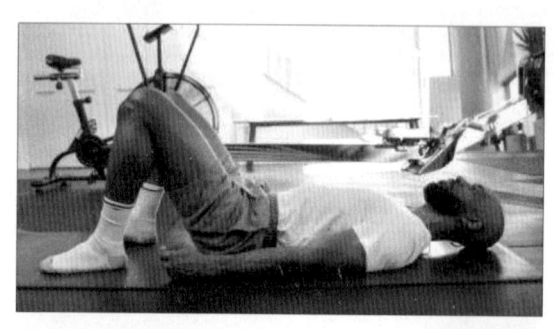

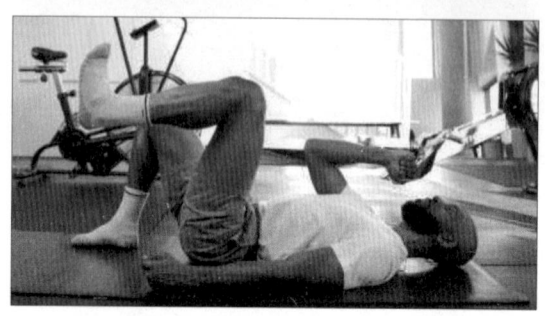

準備好了嗎?平躺,雙臂沿身體兩側伸直。彎曲膝蓋,呈90度角。

預備……握拳,手掌朝內。繃緊核心肌群,並準備好讓核心肌群參與整個動作過程。

開始!頭部平放於地,慢慢彎曲左腿並抬起左膝,同時彎曲右臂並向上擺動。至動作頂點,腿應呈90度角彎曲(大腿與地面垂直)。

回到預備位置，重複動作，這次慢慢彎曲右腿並抬起右膝，同時彎曲左臂並向上擺動。目標是總共完成20次（每邊10次）。

關鍵差異

- 不要因為「行軍」一詞而不小心做得太快。動作過快只會產生慣性，使你偏離正確的位置，削弱這個動作帶來的益處。我希望你以緩慢且受控的速度進行，並配合你的呼吸。
- 在腦海中想像適中的鼓點節奏，然後跟著這個節奏做。可以嘗試這樣想像一個適合的節奏：做動作之前，數「密西西比」並在每次數算時以手觸腿（一個密西西比，兩個密西西比，三個密西西比……）。這種拍打的節奏是一個很好的起點。
- 避免看著膝蓋動作。對膝蓋的好奇只會影響你的呼吸。我希望你抬起下巴，直直望著天花板。

為什麼非做不可：一切的關鍵就是擁有強的核心、好的姿勢以及正的脊椎。這個簡單的練習有效訓練這三點，正因如此，我喜歡稱它為「蜂窩裡的蜂后」。

　　透過這個訓練，你不只強化特定的姿勢性肌肉，還將身體的中段變成更緊密的圓柱體，使其他動作——無論在運動競技或日常活動中——更加高效且不易受傷。這個訓練實際上教會你的核心在運動過程中自我穩定，如此一來，到了一天中較晚的時候，無論要舉起重物或是抱起孩子，你的脊椎都已經受到保護。

8. 地面皮拉提斯100

作用部位： 強化下部核心肌群、肩部、髖屈肌和背闊肌

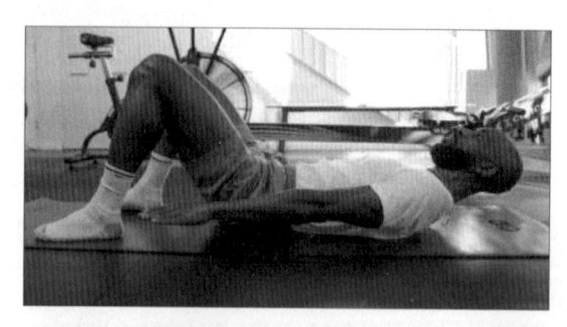

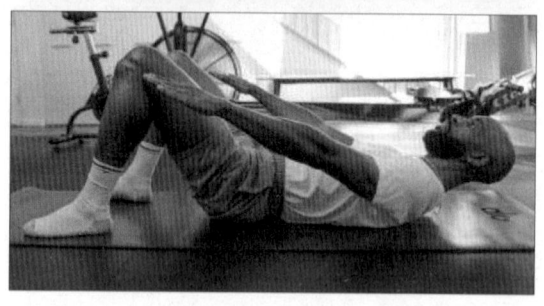

準備好了嗎？平躺，雙臂沿身體兩側伸直，手掌向下。彎曲膝蓋，雙腿呈90度。

預備……將頭頸抬離地面。抬起雙臂，使手掌離地約6英寸。

開始！使頭部和雙腿保持離地，開始上下擺臂，做50次。休息30秒，然後再做50次。

關鍵差異

- 只擺動手臂,其他部位保持不動。
- 不要讓手觸地,但儘量靠近地面。
- 動作中不要屏住呼吸。透過鼻子吸氣3到4秒,然後透過緊閉的嘴唇(好像在吹蠟燭)吐氣3到4秒。

為什麼非做不可:我愛這個動作,因為它不會對身體造成任何風險。很多腹部練習需要彎曲脊椎,只要動作不完全正確,就可能給下背部帶來壓力。而這組動作是非常實用的核心運動,在不讓脊椎處於危險位置的情況下動用整個身體。

9. 屈膝橋式

作用部位：強化臀肌（主要是臀大肌）、膕繩肌（大腿後側的肌肉）和橫腹肌（穩定核心和脊椎的重要薄層腹肌）

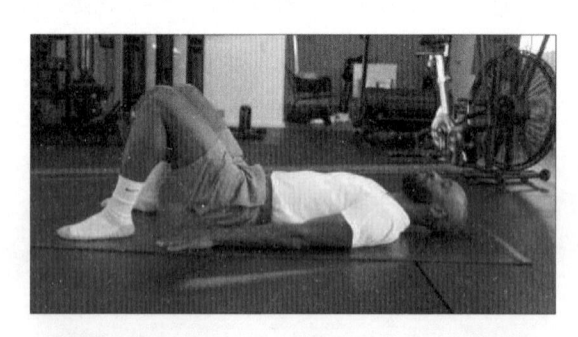

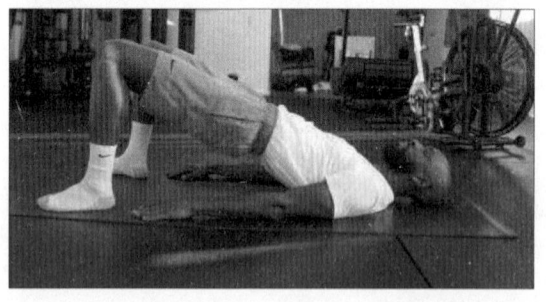

準備好了嗎？臉朝上躺在地板，膝蓋彎曲，雙腳平放於地，與髖同寬。雙臂放在身體兩側，手掌向下。

預備……縮小腹，輕輕收縮核心肌群，在整個動作過程中保持這個狀態。

開始！收縮臀肌，抬起臀部，直到身體從膝到肩形成一條直線。暫停3秒鐘，然後回到預備姿勢。重複動作10到12次。

關鍵差異

- 專心把腳後跟用力壓入地板之後再抬起。
- 抵抗彎頸觀看自己抬起的衝動。反之,頭部始終平放於地。
- 下落時不要讓臀部直接掉回地板,全程對抗重力來保持控制。
- 不要忽略「收縮臀肌」的部分,誤以為把臀部抬離地面就足夠了。這樣做才可將臀肌的啟動最大化,同時讓下背部以及／或者膕繩肌痙攣的不適感降到最低。

為什麼非做不可:屈膝橋式不僅是一種不需要設備的強化臀肌妙方,也是多數力量訓練和保養計畫中常被忽視的重要動作之一。它不僅促進更好的姿勢和平衡、減少背痛、改善核心力量,還透過協助穩定後鏈肌群來提高運動表現,允許你在進行爆發性動作時利用更多的腿力、穩定性,以及整體力量。

再講回臀部。這個動作是我的訓練計畫中的一個起點,開啟其他動作來瞄準臀大肌(身體最強且最大的肌肉之一)、臀中肌和臀小肌——組成臀部的三個肌群。每當你走路、跑步、蹲下、彎曲、弓步或扭轉,都會用到臀肌。正因如此,這些肌肉最終決定了你在任何活動中改善姿勢、平衡以及整體力量的程度。身為最重要肌群之一的它們在運動中起到多種作用,從增減髖部的力量、在變向時穩定身體(尤其側向運動),到擺動或投擲時產生旋轉力量——這些還只是幾個例子而已。

10. 伏地挺身

作用部位：強化胸部、肩部和三頭肌,也會練到核心肌群

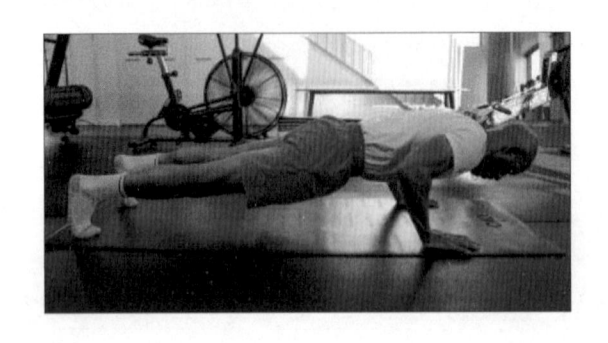

準備好了嗎?跪姿,雙手平放於地(與肩同寬),手臂保持伸直,鎖住肘部。雙腿向後伸直,把身體重量放在腳趾(或腳掌頂部)。

預備……調整姿勢,讓雙手正好在肩膀下方,手臂應與地面垂直。最後,縮小腹並收緊核心肌群。

開始!慢慢彎曲肘部並降低身體,直到上臂與地板平行。然後把身體推回到起始位置,直到手臂伸直但不鎖住肘部。做8到15次。

關鍵差異

- 儘量將上臂（和肘部）靠近身體兩側，外張會對肘部造成不必要的壓力。
- 不要急著做動作。花2秒降低身體，再花2秒把身體推回去。
- 直視地板，抵抗轉頭或低頭看腳的衝動。頭部和頸部始終與脊椎保持一直線。
- 始終收緊核心肌群。這樣做可以防止臀部下沉，並幫助將身體從頭到腳保持一直線。

為什麼非做不可：當然，伏地挺身是經典動作。這個多關節運動能有效觸發HGH（人體生長激素）的分泌，通常被視為完整的上半身訓練，它確實也是。但伏地挺身也是教導核心如何與上方肌肉合作的絕佳工具。

　　注意到了嗎？在伏地挺身的過程中，起身需要適當的核心啟動。因為強壯的核心有助於讓身體保持對齊，允許胸部、肩部和三頭肌能夠更有效地一起推起身體與降下身體。假如你的核心沒有強壯到足以維持姿勢，胸肌就必須介入。問題是，胸肌原本的作用是推動（而非穩定身體中心），所以最終浪費了可以用來將把你推離地面的能量。把這組經典動作與其他核心訓練混合——而不是只在例行訓練中進行——會提醒你的肌肉如何相輔相成。

11. 屈膝側棒式

作用部位：強化臀肌、髖部和核心肌群

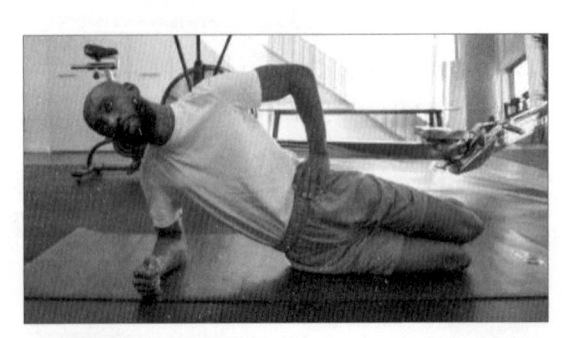

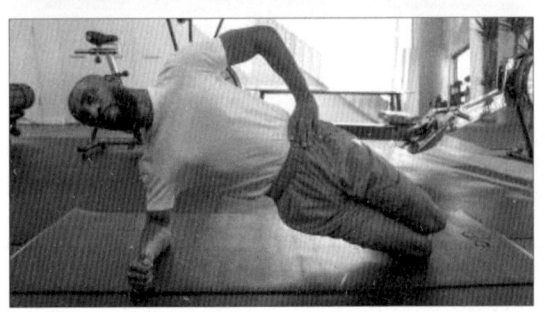

準備好了嗎？右側躺，雙腿伸直，以右肘撐起身體，右臂彎曲90度，拳頭直指身體前方。左手可以放在左髖上。最後，膝蓋保持交疊，雙腿彎曲90度，腳掌在身後。

預備……為防止肩部受到額外壓迫，確保右肘始終在右肩正下方。避免低頭看膝蓋，直視前方。

開始！慢慢透過肘部下推抬起臀部，直到身體從頭至膝形成一直線。暫停5秒，把臀部放回地面，再做5次。然後，換到左側重複動作。

關鍵差異

- 收緊核心肌群,並在整個動作過程中保持收縮。
- 收緊臀肌,並在整個動作過程中保持收縮。這樣做會自動把骨盆往前推,防止髖部在抬起時緊繃。

為什麼非做不可:正確執行的狀況下,這組動作能強化臀肌(帶來更強大的腿部力量)並訓練斜肌(腰側)和核心肌群。這些肌肉合作保護你的下背部免於受傷。

12. 側棒式抬腿

作用部位：強化臀肌、髖部和核心肌群，以及內收肌

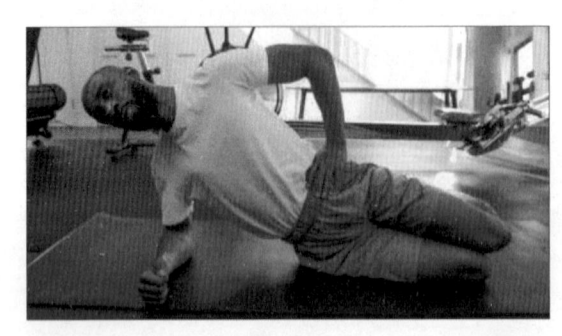

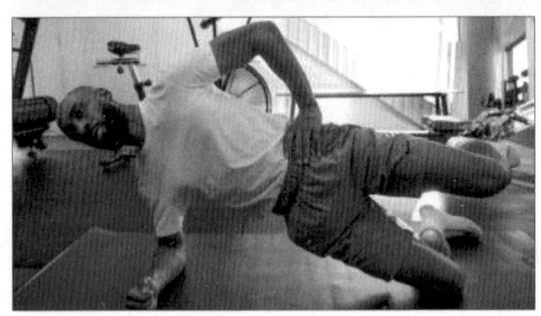

準備好了嗎？在這個變化中，你要採取與彎膝側棒式相同的姿勢。右側躺，雙腿伸直，以右肘撐起身體，右臂彎曲90度，拳頭直指身體前方。左手可以放在左髖上。最後，膝蓋保持交疊，雙腿彎曲90度，腳掌在身後。

預備……慢慢透過肘部下推抬起臀部，直到身體從頭至膝形成一直線。

開始！保持這個姿勢，在舒適的範圍內盡量抬高左腿，然後放下（儘量不要讓兩個膝蓋互碰）。做8到12次，然後換腿再做8到12次。

關鍵差異

- 以感覺舒適的速度移動，但不要快到讓自己失去平衡。你要在整個過程中保持控制。理想情況下，目標是3秒上升，3秒下降。
- 不要讓重力為你工作。放下腿的同時記得保持控制。
- 因為你正在移動上腿，所以很容易忘記身體呈一直線的重要性，所以不要讓髖部下沉。

為什麼非做不可： 做傳統側棒式的時候，底部的臀肌主要負責支撐。但是增加抬腿動作會迫使兩側同時啟動，此外還包括內收肌（大腿內側負責腿部併攏的一系列肌肉）。這些小而重要的肌肉通常很難訓練，但對最大化的髖部活動度和力量來說不可或缺。

13. 側棒式行軍

作用部位：強化臀肌、髖部、斜肌和核心肌群

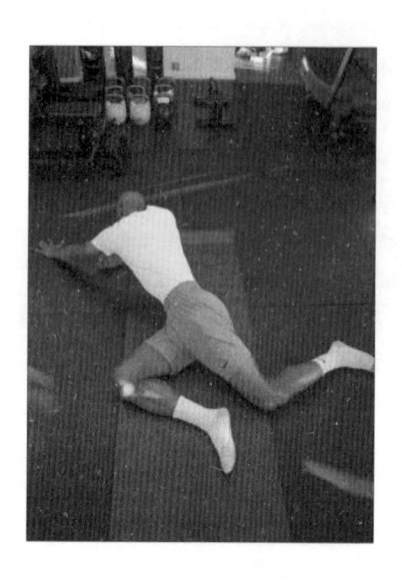

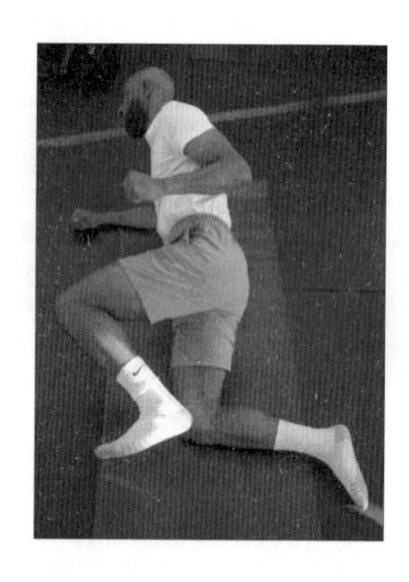

準備好了嗎？右側躺，雙腿伸直，以右肘撐起身體，右臂彎曲90度，拳頭直指身體前方。彎曲右腿90度，使右腳稍微向後，右膝稍微向前。

預備⋯⋯將左腿（膝蓋彎曲）放在身後，並將左臂放在身前。從俯視角度來看，你看起來幾乎像在跑步。

開始！慢慢透過肘部下推抬起臀部，直到身體從頭至膝形成一直線。抬離地面的同時，將左腿擺到身前（保持膝蓋彎曲），並將左臂擺到身後。反向運動，將臀部放回地面，同時將左腿擺回身後，左臂擺到身前。重複8到10次，然後換另一側，做8到10次。

關鍵差異

- 再次,以不失去平衡的舒適速度移動。但你在做這個動作時可以比側棒式抬腿稍快,因此可以考慮2秒上升2秒下降的節奏。

為什麼非做不可:這是結合前兩組側棒式變化版本的終結動作,同時練到上半身、下半身和核心肌群。這個動作還會提高肩部的整體穩定性,因為你會以肩部和下方膝蓋作為支點。這個動作比側棒式抬腿更動態,所以訓練的雖是相同的肌群,感覺起來會稍微困難一些。

14. 傳統棒式

作用部位： 強化核心肌群，尤其是腹直肌（六塊腹肌）和腹橫肌，某種程度上也練到下背部、斜方肌、菱形肌、胸肌、股四頭肌、臀肌和小腿肌

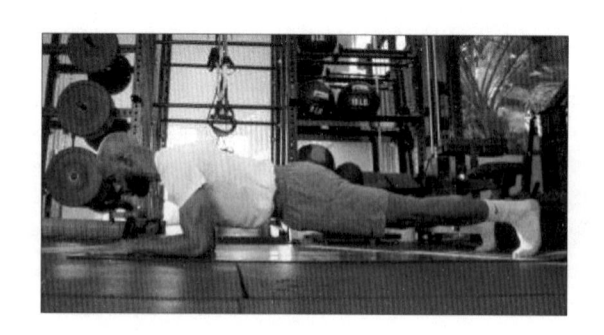

準備好了嗎？在地板上採取伏地挺身姿勢，雙手約與臀部同寬，雙腿向後伸直併攏。接著，彎曲手臂，以前臂支撐身體，手掌平放於地面（肘部應在肩膀正下方）。最後，頸部與脊椎保持一直線，眼睛直視地面，不要往前面或旁邊看。

預備⋯⋯縮小腹，收緊核心肌群，全程保持這個狀態。想像有人要打你肚子，用力縮緊小腹。腳跟到頭部應呈一直線。

開始！維持這個姿勢15到20秒。

關鍵差異

- 為了讓軀幹更直,輕輕把肘部往地板壓,同時把上背部往上推,讓肩膀向腳部方向移動,藉此鎖住肩胛骨。
- 為了防止臀部下垂,收緊臀肌。
- 注意基座。將前臂或腳放得比臀部更寬只會讓平衡變得更簡單,從而降低訓練效果。

為什麼非做不可:把這組通用的動作放在全套訓練的中間點,就像重設桌面。它對核心來說是保持緊繃的喚醒信號,以便為接下來的動作做好穩定身體的準備。

15. 超人式

作用部位： 強化下背部、膕繩肌、臀肌、上背部、肩部和腹肌

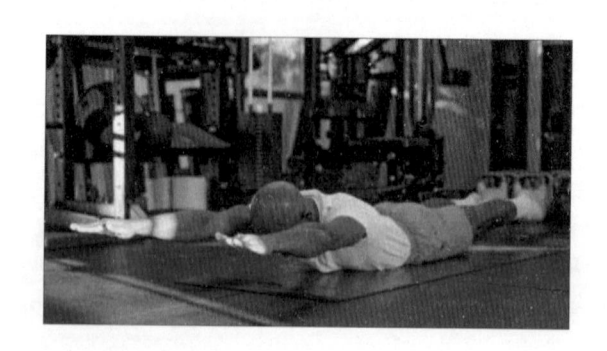

準備好了嗎？臉朝下趴在墊子上（或任何足以提供骨盆緩衝的柔軟表面），伸展雙臂與雙腿。指尖到腳應呈一直線。

預備……手掌朝下，腳趾朝膝蓋內收，以便以腳趾著地（而非腳背）。最後，頭部、頸部與上背部保持一直線，可以選擇以前額或下巴著地。

開始！慢慢抬起雙臂和雙腿——始終保持伸直狀態——離開地面幾英寸（或儘量抬高）。在頂部維持3到4秒，然後把雙臂和雙腿放回地面。重複8次。

關鍵差異

- 抬起的過程中，想像自己正設法讓雙臂和雙腿更加筆直。
- 不要以為抬愈高愈好，因此造成背部過度彎曲。
- 記住這不是比賽。速度愈快，愈有可能依賴慣性，而非肌肉。此外，速度也會給下背部帶來額外的壓力。
- 抬起手臂和雙腿的時候以嘴巴吐氣，放下時以鼻子吸氣。
- 最後，不要在頂部急停。我希望你溫柔地把自己帶到那個位置。

為什麼非做不可：這個動作瞄準對整體功能與表現來說非常重要的許多肌肉，尤其是下背部。這是強化和保護這些重要核心肌群的最簡單方法之一。此外，這個動作還會啟動豎脊肌，那是支持脊椎的肌肉，對背部的伸展至關重要。

16. 交替抬臂／腿

作用部位： 強化核心肌群（尤其是下背部）、豎脊肌和臀部

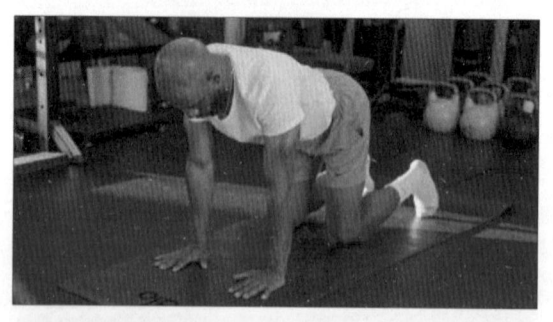

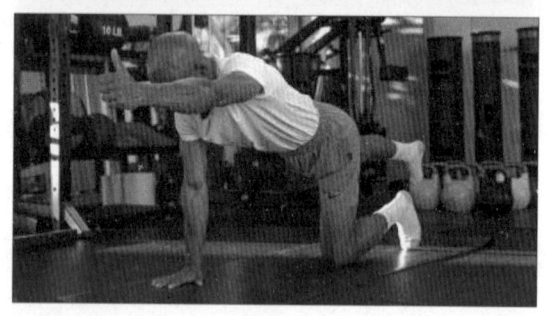

準備好了嗎？四肢著地，雙手和雙膝之間保有臀寬的距離。雙手應該正好位於肩膀下方，雙膝應該正好位於臀部上方。

預備……縮小腹，繃緊核心肌群，軀幹呈一直線。肩胛骨向中間靠攏。

開始！保持這個姿勢，慢慢伸直左臂，與軀幹呈一直線，同時將右腿向後伸直。在頂部停留1到2秒，然後慢慢反向運動，回到預備位置。接著，重複練習，這次伸展右臂和左腿。來回交替進行，共12次（每邊6次）。

關鍵差異

- 不要看著手指指向的地方。頭部和頸部應該始終與背部保持在一直線上，眼睛看著地板。
- 理想情況下，伸展雙臂時將大拇指朝上。

為什麼非做不可：這個動作不僅非常有效地訓練了核心肌群，而且增加了一個挑戰穩定性本體感覺部分，並且讓肌肉學會為了保持平衡而相輔相成。

17. 跪姿髖關節鉸鏈

作用部位： 強化髖屈肌和核心肌群，同時伸展股四頭肌

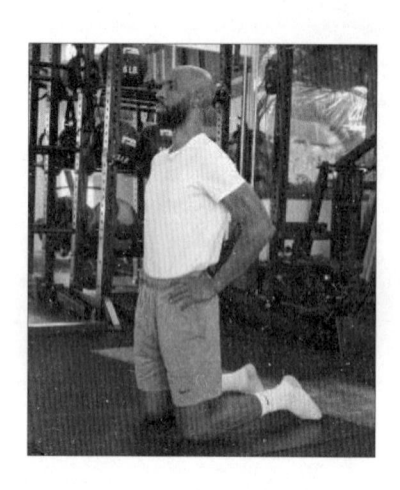

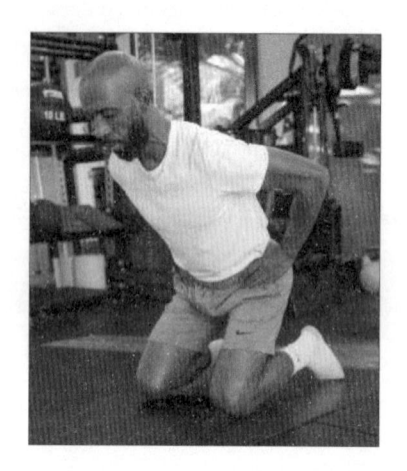

準備好了嗎？跪在地板上（腿彎曲，腳在身後）。彎曲手臂，把手輕輕放在髖部。

預備……面向前方，調整自己，保持完美姿勢。（頭部、背部和大腿應該呈一直線。）

開始！避免圓背，慢慢將髖部向後傾斜，在舒適的狀況下盡可能靠近腳跟。同時，輕輕彎腰，直到上半身與地面成45度。反向運動，回到預備位置，然後重複8到10次。

關鍵差異

- 軀幹應始終保持平直,不要向前彎曲。

為什麼非做不可:每當你彎腰從地上撿拾東西,不僅應該屈膝,還應彎曲髖部,而非彎曲背部——但多數人不是這樣做的。反之,他們對下背部和椎間盤施加不必要的壓力,容易導致受傷。這組訓練動作很重要,因為不僅可以強化核心和其他肌肉,還能教導並提醒身體在對的位置以對的方式彎曲,從而避免脊椎的內在壓力。

18. 單腿髖關節鉸鏈

作用部位： 強化核心肌群，伸展股四頭肌，並伸展／強化髖部和腹股溝

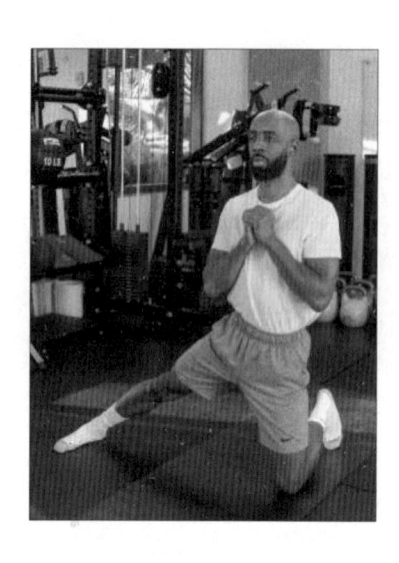

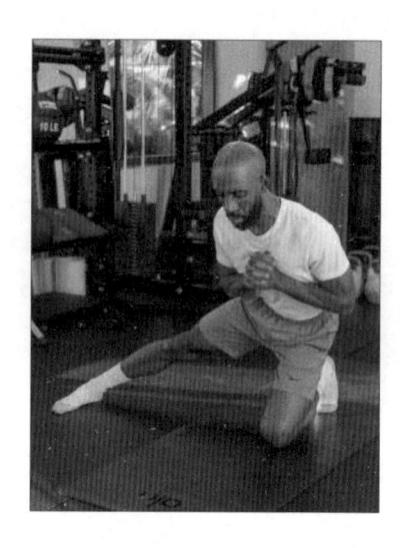

準備好了嗎？從跪姿髖關節鉸鏈的姿勢開始，跪在地板上，屈腿，腳在身後。

預備……保持左膝著地，將右腿向側面伸展直到伸直。（儘量將右腳平放於地來保持平衡。）接下來，彎曲手臂，雙手在胸前交握。最後，面向前方，調整自己以保持完美姿勢。（頭部、背部和左大腿應該呈一直線。）

開始！不要圓背，慢慢將髖部向左腳跟傾斜，在舒適的狀況下盡可能靠近左腳跟。輕輕彎腰，直到上半身與地面約成45度。慢慢反向運動，回到預備位置，重複6到8次。

完成動作後，左右交換，這次保持右膝著地，將左腿向側面伸展，再做6到8次。

關鍵差異

抵抗彎曲伸直的腿的衝動。為了更容易保持平衡，你可能無意識想要彎曲那條腿，但這只會減弱這組訓練中對穩定性的挑戰。

為什麼非做不可： 在前一個動作（跪姿髖關節鉸鏈）的基礎上，你仍然獲得相同的好處，但這個「進階」的動作引入下腹肌肉，且因為牽涉到不穩定性而改善本體感覺。更棒的是，它同時伸展並離心強化你的腹股溝肌肉，這是預防受傷的重要元素。在這個動作中，你實際上透過打開髖部來使它們變得更加靈活。

19. 觸踝下犬式

作用部位：伸展膕繩肌、下背部、小腿肌和手腕，強化肩膀、手臂、核心和手腕

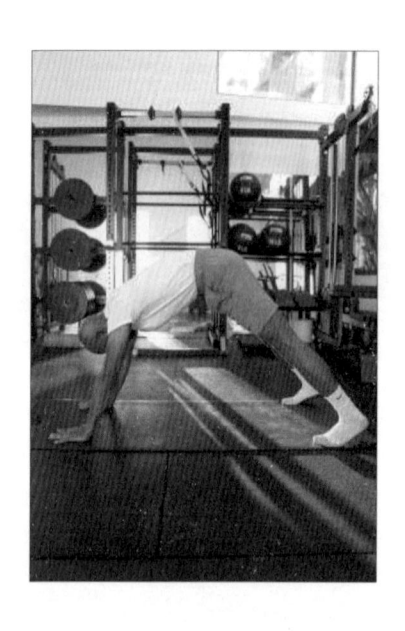

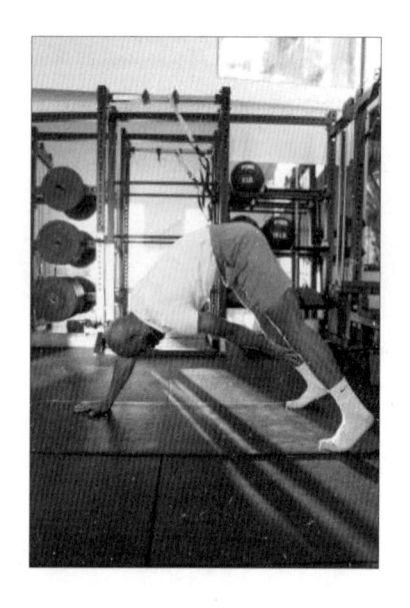

準備好了嗎？四肢著地，雙手和雙膝間相距約與髖同寬。你的手應該正好在肩膀下方，而膝蓋正好在臀部下方。

預備……縮小腹並緊繃核心肌群，軀幹完全筆直。接著，透過雙手發力，抬起膝蓋並將臀部推向天花板。慢慢伸直雙腿，同時在舒適的範圍內儘量將腳跟壓向地面，身體應呈倒V字形。

開始！維持這個姿勢，保持平衡，左手向後觸碰右腳踝。回到預備位置，改成右手向後觸碰左腳踝。交替進行，共做8到10次（每邊4到5次）。

關鍵差異

- 不要因為動作而破壞姿勢,尤其是上半身。手臂、頭部和軀幹應呈一直線,並保持這種狀態。

為什麼非做不可:這組經典瑜伽動作的改良版——我稱之為「下犬式膕繩肌後鏈肌群動態拉筋」(試著快速唸五次)——不僅能調理身體後方肌群,還能提高脊椎的旋轉活動度。這樣的組合訓練到多數人因為缺乏活動度而拉傷或扭傷的肌群。

20. 蜘蛛人伸展

作用部位： 放鬆並打開髖部，伸展內收肌和膕繩肌

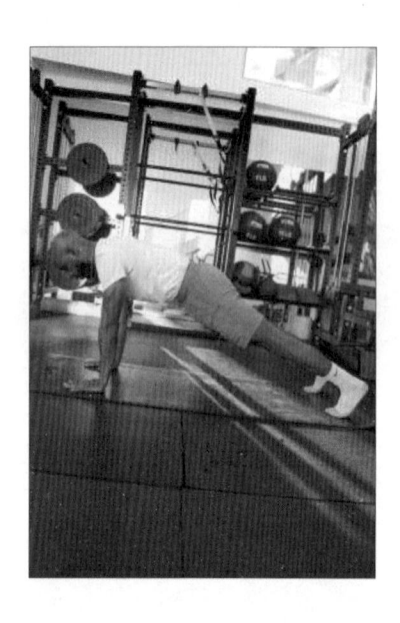

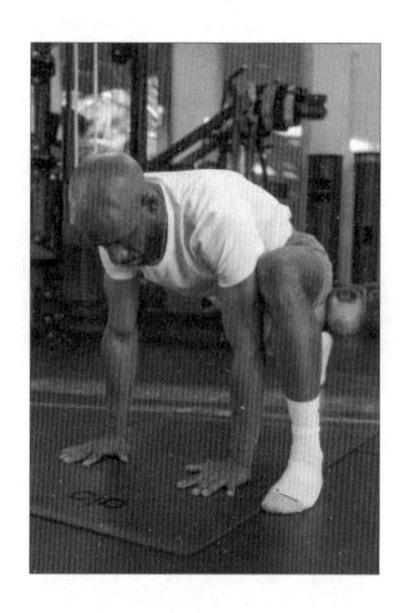

準備好了嗎？採取經典的伏地挺身姿勢，雙手平放於地（與肩同寬），手臂伸直，雙腿於身後伸直，重量放在腳趾上（或腳掌的頂部）。

預備……縮小腹並緊繃核心肌群。

開始！雙手保持平放於地，抬起左腳並用左腿向前邁步。將左腳放在左手外側，在舒適的範圍內盡可能將髖部前移。回到預備位置，然後重複伸展動作，這次右腿向前邁步，將右腳放在右手外側。交替進行，共做8到10次（每邊4到5次）。

關鍵差異

- 每次邁步不要只以腳跟觸地,試著把腳平放在地面上。
- 每個人的髖關節活動度不同,所以你的腳可能無法完全到達手部位置——沒關係。但是,不要讓腳距離肋骨太近,那樣會對下背部施加不必要的壓力。
- 按自己的節奏進行,但如果動作過快,可能會稍微夾擠背部。

為什麼非做不可:這組伸展很容易轉化為日常動作。它促進髖關節的活動度和彈性,所以練得愈多,就愈能運用腿部力量舉起物體,而非仰賴背部。

站立大結局

站起來的時候到了,以這最後七個動作強勢收尾。但請注意:就算快要完成,也不能在最後這個部分得過且過。要帶著跟開頭同等的專注與能量做完!

21. 站姿骨盆傾斜

作用部位:放鬆臀部,伸展豎脊肌和膕繩肌(同時離心強化膕繩肌),並促進脊椎的活動度。

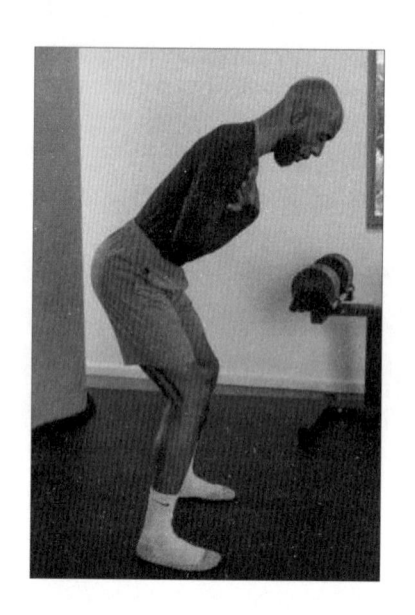

準備好了嗎?雙腳與肩同寬站立,膝蓋微微彎曲。雙臂於胸前交叉,手放在肩膀上。

預備……從腰部開始,稍微向前傾(僅一兩英寸),就像正要在高爾夫球發球區發球一樣。縮小腹,收緊核心肌群。

開始!保持這個姿勢,慢慢向前傾斜骨盆並維持一秒。接著,慢慢向後傾斜骨盆並維持一秒。(往前加往後算一次。)繼續前後傾斜骨盆,總共做8到10次。

關鍵差異
- 移動的只有骨盆。假如其他部位彎曲或前後擺動,就代表你沒有專注於姿勢以及/或者動作太快。

為什麼非做不可:這可能是整套訓練計畫中最簡單的動作,但在創造脊椎意識和腰椎的活動度方面絕對至關重要。許多人就算提起最輕的重量也會扭傷背部,這往往是因為身體太僵硬。這個簡單的動作在避免傷害方面會帶來關鍵影響,因為它教會你在移動臀部的同時動用核心,讓你在腰椎區域獲得更大的活動度。它也讓你的下背部產生更多意識,學會如何有效率地移動。

22. 胸椎旋轉

作用部位： 把胸椎獨立出來放鬆，增加上背部和中背部的活動度和控制力。

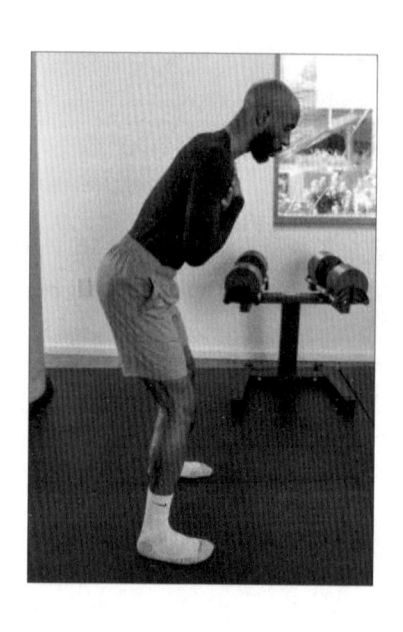

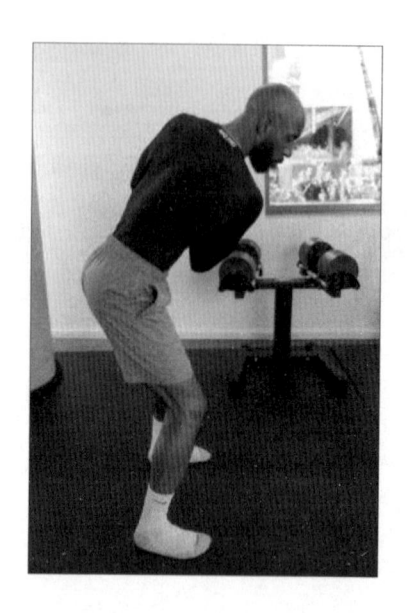

準備好了嗎？這個動作需要你採取與站姿骨盆傾斜相同的姿勢。雙腳與肩同寬站立，膝蓋微微彎曲。雙臂於胸前交叉，手放在肩膀上。

預備……從腰部開始，稍微前傾（僅一兩英寸），就像準備揮動高爾夫球杆一樣。縮小腹，收緊核心肌群。

開始！保持這個姿勢，在舒適的範圍內盡可能向左旋轉肩膀，然後在舒適的範圍內盡可能向右旋轉肩膀。（這樣算一次。）繼續左右旋轉，總共做10次。

關鍵差異

- 移動的只有上背部，你的頭頸應保持一直線，下背部和腿部應保持穩定而且如木板般僵硬。假如上述任何部位彎曲（尤其是膝蓋），就代表你試圖增加運動的範圍，但實際上只是在降低動作的效果。
- 想像你的目標是將肩膀放在下巴正下方，但不要勉強。就算你目前還沒那麼靈活，隨著時間的推移也會有所改善。

為什麼非做不可： 這個旋轉的伸展啟動動作與站姿骨盆傾斜配合相輔相成，訓練身體以保護腰椎的方式移動，防止椎間盤突出和下背痛。

　　旋轉肩膀的時候，你動用了胸椎，也就是頸部底部到肋骨底部的區域。這十二節椎骨（T1到T12）決定了脊椎的活動範圍，因此，當你改善這區域的活動度，就能減低脊椎和下背部受傷的風險。

23. 單腿平衡擺盪

作用部位：訓練下核心肌群，以及臀部、下背部、臀大肌、腹股溝和內收肌。

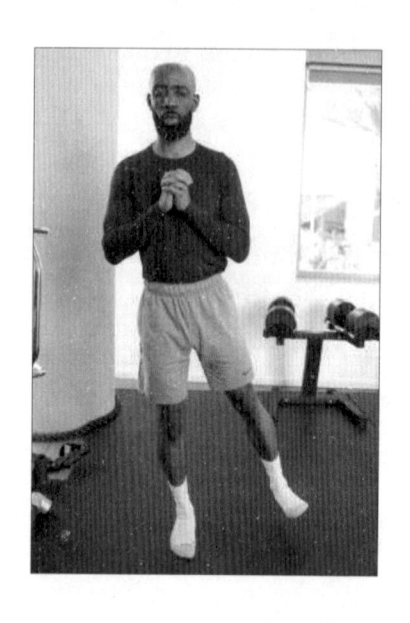

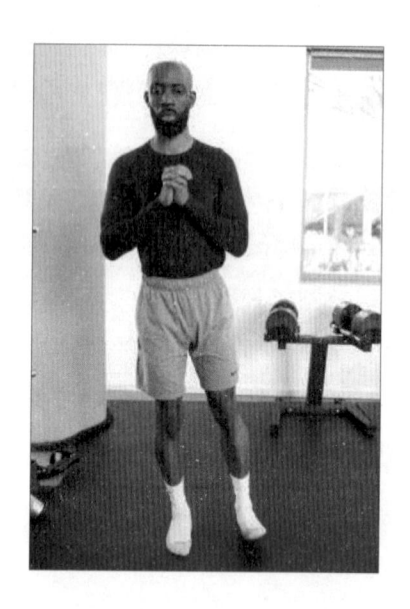

準備好了嗎？站直，雙手交握於胸前，面朝前，抬起下巴。

預備……左腳稍微抬離地面，左腿稍微向側面伸展。縮小腹，繃緊核心肌群。

開始！保持這個姿勢，不失去平衡的狀態下，盡量快速左右移動左腿。（向左加向右算一次。）兩腿做25次。

關鍵差異

- 除了腿以外任何部位都不應該移動。如果你做對了,核心肌群以及站立腿的臀大肌會非常有感。
- 直視前方,不要低頭——別擔心,你的腳不會跑走。

為什麼非做不可:下核心和內收肌/腹股溝的訓練經常被忽視。正因如此,就算經常拉筋而且動作謹慎,很多人仍會拉傷這些部位。除了訓練這些肌群之外,這個簡單卻有效的動作還透過挑戰本體感覺肌肉而增添神經成分。執行這個動作時,身體必須不斷保持平衡,因此,你等於在教導身體以一種對體育、活動以及日常生活有益的方式做出反應。

24. 相撲側蹲

作用部位： 強化臀大肌、股四頭肌、膕繩肌、小腿肌和核心肌群。

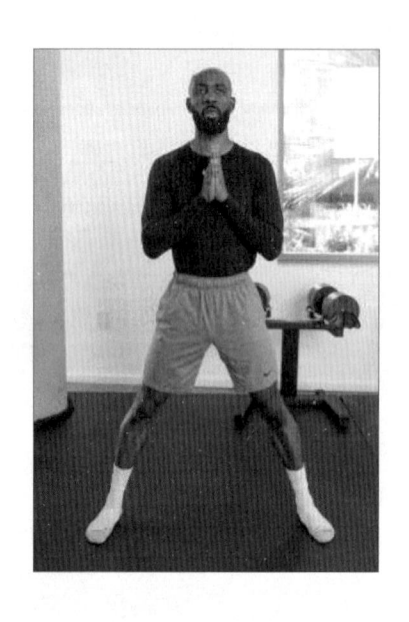

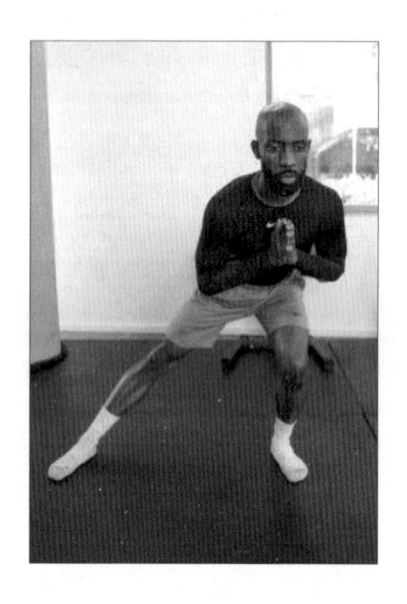

準備好了嗎？站直，雙腳比肩寬更寬，腳尖稍微向外指。雙手在胸前合十，掌心相對，就像在祈禱。

預備……縮小腹，繃緊核心肌群。頭頸與背部保持一直線，面朝前。

開始！僅藉由彎曲左膝來降低身體，右腿保持伸直，直到左大腿幾乎與地面平行。頭部和軀幹應保持直立，面向前方，而非朝向彎曲的腿。保持這個姿勢1到2秒，回到預備位置，然後重複，但這次只彎曲右膝，保持左腿伸直，直到右大腿幾乎與地面平行。總共做8到10次（兩腿4到5次）。

關鍵差異

- 整個過程保持直視前方,抗拒低頭看腿的衝動。
- 儘管聽起來有點奇怪,我希望你想像自己坐在只有一側臀部可以坐的椅子上,彎曲腿的那側臀部。這個技巧有助於孤立該側肌群,而非依賴兩側的臀大肌。

為什麼非做不可:我喜歡這個動作,因為它透過教導身體以單腿支撐自己來改善單側肌肉的平衡。這也是不可或缺的練習,可以提高膝蓋和腳踝的穩定性,同時以避免膝蓋受傷的方式訓練雙腿。還有另一個好處:它是一種動態拉筋,能在強化肌肉的過程中同時提高你的活動範圍和柔軟度。

25. 分腿等長收縮牆蹲

作用部位：強化臀大肌、股四頭肌，以及核心肌群。

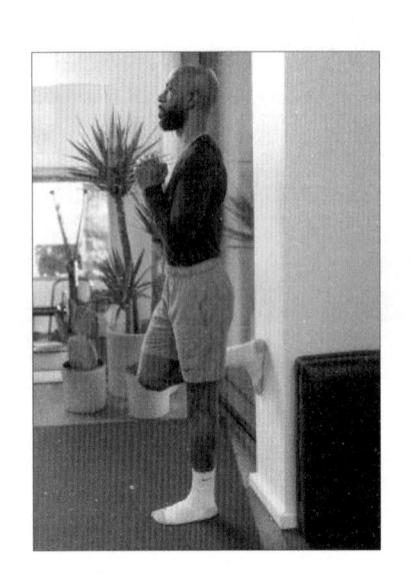

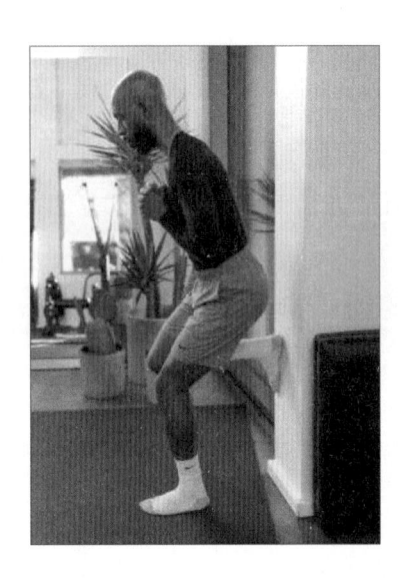

準備好了嗎？找一面堅固的牆，站在距離牆面至少12英寸的地方。右腿彎曲，右腳平放於牆面。雙手交握於胸前。

預備⋯⋯確保站姿完美，保持下巴抬起，核心收緊。

開始！慢慢彎曲左腿，在舒適的範圍內盡可能往下蹲。維持這個姿勢20秒，然後重複動作，這次把左腳放在牆面，以右腿蹲下。

關鍵差異

- 蹲得愈低愈好,但低到作用腿的大腿與地面平行就停。
- 有些人認為這個動作比其他動作更費力(取決於腿長),所以為了從肌肉的疲勞上轉移注意力,專注於呼吸。

為什麼非做不可:這種不額外負重的體重深蹲變化讓你以等長收縮的方式訓練單腿的股四頭肌。這個動作會啟動所有支撐膝蓋的肌腱和肌肉,能以最低的負荷與最少的設備需求分別強化兩個膝蓋(所以這是一種非常安全的練法)。

26. 單腿羅馬尼亞硬舉（RDL）

作用部位：強化膕繩肌、臀大肌、豎脊肌、小腿肌和核心肌群——基本上就是所有的後鏈肌群。

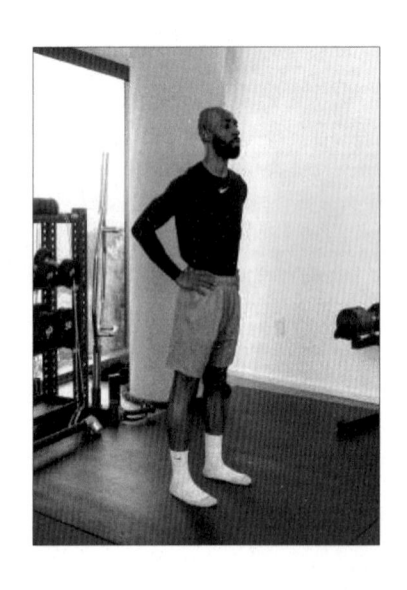

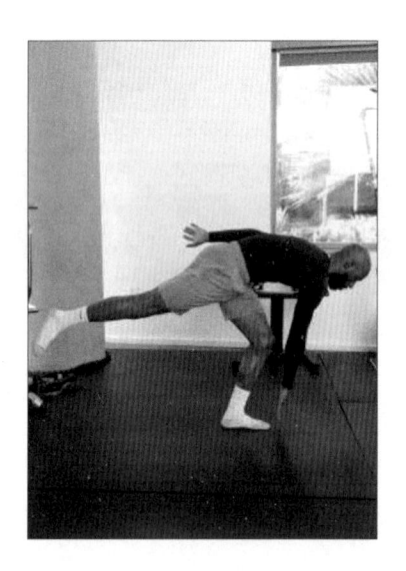

準備好了嗎？站立，雙腳大致與肩同寬，雙手放在臀部。不鎖住膝蓋。

預備……繃緊核心肌群，把右腳抬離地面約一英寸，以左腿保持平衡。

開始！保持核心收緊，把髖部向後推，彎腰讓軀幹往地面降，右腿同時向後伸。當軀幹幾乎與地面平行（或當膕繩肌和臀大肌感覺緊繃），停止動作。然後收緊臀大肌，反向動作回到預備位置。

以左腿平衡，重複動作6到10次，然後換腿訓練另一側（這次以右腳平衡，左腿向後伸）。

關鍵差異

- 不要只是讓軀幹下降。下降時控制速度,不要把工作都丟給地心引力。

為什麼非做不可:單腿羅馬尼亞硬舉不僅動用並強化所有後鏈肌群,這個動態鉸鏈動作還能提高活動度(尤其是膕繩肌),教導髖部正確運作,並有助於改善單腿穩定性。

27. 火箭啟動

作用部位：強化核心肌群、股四頭肌、膕繩肌、臀大肌和小腿肌。

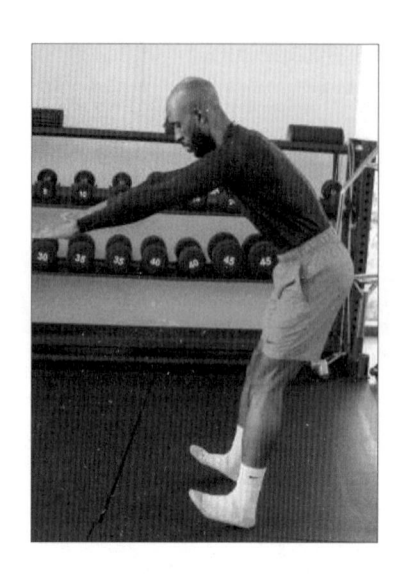

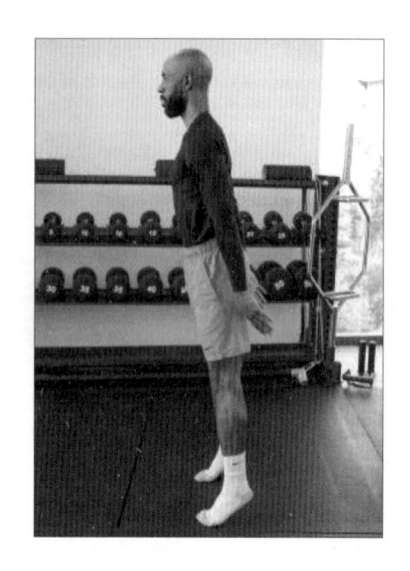

準備好了嗎？站直，雙腳相距比肩寬略寬，雙臂自然垂在身體兩側。腿部保持筆直，但不鎖住膝蓋。

預備……首先，透過收緊腹肌來啟動核心。然後慢慢後推臀部，同時將手臂伸到前方，手掌向下。最後，慢慢抬起腳趾，以腳跟平衡。（注意：你可能需要幾秒，甚至嘗試幾次才能完成這個起始姿勢。沒有關係。隨著時間推移，你的姿態會愈來愈標準。）

開始！一旦取得平衡，將髖部向前推，以腳趾站立，同時向後擺動手臂。在頂部維持2到3秒，然後反向動作回到預備位置，重複8到10次。

關鍵差異

- 不要彈跳到以腳趾站立的狀態。反之，你應該從腳跟滾動到腳趾，然後在反向動作時從腳趾滾動到腳跟。
- 在動作的頂部盡可能抬高胸部。
- 每次降低軀幹時，讓髖部向後傾斜，彷彿正要坐到一張椅子上。

為什麼非做不可：我喜歡以這組動作來做結尾，原因有二。首先，它把所有動作整合在一起。這套訓練計畫從腳開始，以腳結束，但這組動作迫使你整合這套訓練計畫的其他訓練，從髖部往下啟動全身根基。

其次，我覺得這組動作很有象徵意義。練到最後幾次，你的腳踝也許會顫抖，你的腹肌也許會灼熱，然而，一旦完成，你就會準備好迎接一整天的挑戰。這個動作本身看起來就像帶著自信向前衝，像滑雪選手從坡道上躍起或超級英雄從建築物上起飛，準備充分而且無所畏懼。你準備好了，而且因為剛剛在自己身上投入的時間，你的身體也準備好了。

就這樣——你完成了！

　　所有的肌肉都被啟動，並且獲得穩定性，尤其是核心和姿勢。你的身心靈意識都被喚醒，應該會立刻感到活力、自信、靈活、有身體意識，最重要的是，更能順利運作。

　　今天的你不會只是敷衍了事，你會掌控一切。從這一刻起，你的每一個動作都將更有力量、速度和協調性，無論身體朝哪個方向移動或決定進行什麼活動。

　　好了，走吧。準備好帶孩子們上學。出席那場董事會議。迎接新的一天吧！

　　*更多補充資料，可參見：

第九章
分析反思

明人不說暗話。

為什麼你會拿起這本書？因為你對生活有更多期許。無論是終於實現一直以來未能做到的健康生活、提升運動競技中的表現，或是盡可能長久保持年輕，你都在追求自我超越。但不管你目前為止做了什麼，都只是得過且過，敷衍度日。

如果你對身體的現狀——外觀、感覺和表現——不完全滿意，改變的唯一法門就是在每次執行活動度訓練時都對自己誠實無偽。無論第一次或是第一千次，你都應該為自己清點投入的努力，為自己決定執行的完成度，並且為自己評估這套訓練如何影響你一整天的感覺，以及運作。

懂了吧，很多人在訓練時只是過個水，把該做的動作做一做，那天有動到身體就覺得自己成功了。但光是完成我的這套活動度訓練，並不代表你在打造更好的身體方面取得突破。你的身體是一具不可思議的適應性機器，能成為澈底超出你想像的樣子。但你的身體也是頑固的，只在不得不改變時才會改變。如果你只是為了完成訓練而虛應故事，你的身體會知道。這種「敷衍了事」的健身方式是多數人無法進化成應有模樣的原因。正因如此，我總是對我的客戶們說，待艱苦的工作完成，真正的任務才正要開始，真正的改變才正要開始。

這一章的重點在於認真審視自己哪裡做對了，哪裡做錯了。是否有讓你無法專注於正確姿勢的干擾？是否有迫使你倉促練完而非好整以暇的情

況？如果你現在仍無法確定，不用擔心，因為你很快就會知道。是時候剖析自己真正做了什麼，找出可能暗中破壞成功的因素（以便終止），以及／或者找出驅策你全力以赴的因素（以便保持）。

如果你在二十七個動作中的任何一個遇到問題──無論是因為某些動作太困難或是太簡單──下一章將會展示如何個別修改每個動作，來適應你當前的健身水準。但現在，我希望你思考以下三個具體層面。

1. 練完的感覺與之前相比如何？

該是拿出那條「身體基線」的時候了──我要你在開始訓練前回答的五個問題──看看有何變化。

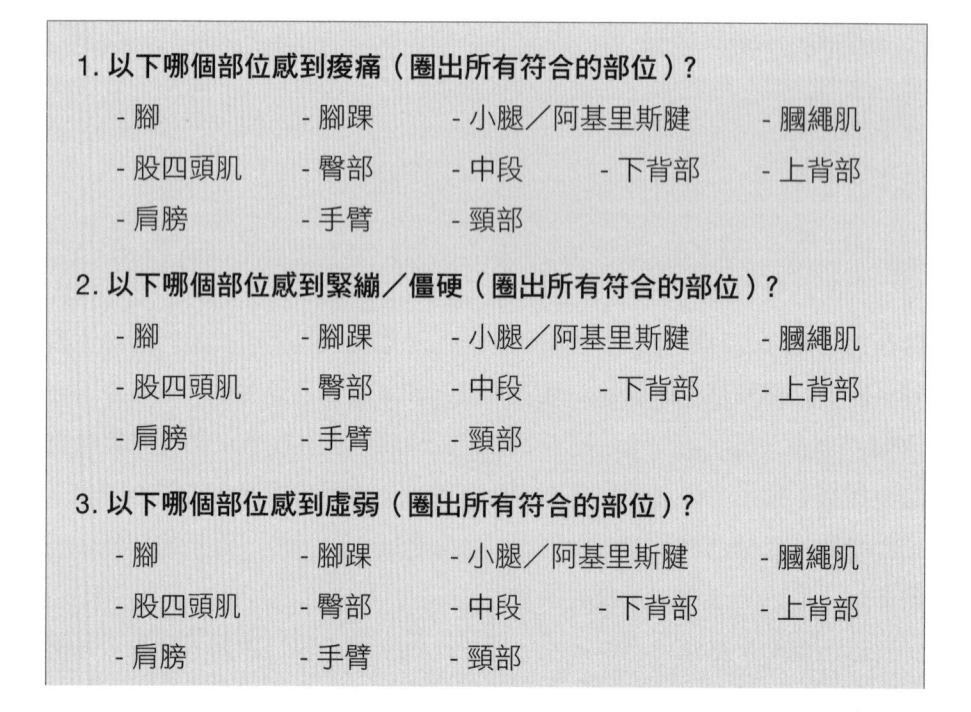

---

1. 以下哪個部位感到痠痛（圈出所有符合的部位）？
   - 腳   - 腳踝   - 小腿／阿基里斯腱   - 膕繩肌
   - 股四頭肌   - 臀部   - 中段   - 下背部   - 上背部
   - 肩膀   - 手臂   - 頸部

2. 以下哪個部位感到緊繃／僵硬（圈出所有符合的部位）？
   - 腳   - 腳踝   - 小腿／阿基里斯腱   - 膕繩肌
   - 股四頭肌   - 臀部   - 中段   - 下背部   - 上背部
   - 肩膀   - 手臂   - 頸部

3. 以下哪個部位感到虛弱（圈出所有符合的部位）？
   - 腳   - 腳踝   - 小腿／阿基里斯腱   - 膕繩肌
   - 股四頭肌   - 臀部   - 中段   - 下背部   - 上背部
   - 肩膀   - 手臂   - 頸部

> 4. 你為自己的能量打幾分？
> －（1為最不警醒；10為最警醒）：
> 1 2 3 4 5 6 7 8 9 10
>
> 5. 你為自己的動力打幾分？
> －（1為「敷衍了事」；10為「準備好大幹一場」）：
> 1 2 3 4 5 6 7 8 9 10

現在，我要直說：別指望每個部位都會有所改善——雖然這當然是可能的，取決於當天的情況。反之，只要注意差異就好。有些變化可能很明顯，有些很微妙，有些甚至無法一開始就被察覺，要在整日的活動之中才會被注意到。

不要跳過這一步。只要花你兩分鐘的時間，而這可能是你一天之中最重要的兩分鐘。人們難以恆常執行這套訓練的一大原因是他們讓期望與長期目標掛鉤：體重減到某個具體數字、舉起某個重量幾次，或讓五公里的個人最佳記錄減少幾秒。他們遵循的是一套可能需要數月才能實現目標的計畫。效果並非立竿見影，所以很難持之以恆。

我堅持要客戶這樣做的原因是讓他們真正關注身體在訓練之後的即時反應，這是很少人練完會花時間做的事。也許你覺得事實並非如此——我明白。如果你平時就很常運動，我相信你在訓練後已經注意到一些明顯的變化。也許你注意到了自己筋疲力盡，或者肌肉痠痛，但這種流於表面的理解無法帶你走上恆久之道。

完成我的全套訓練後立刻重新審視身體基線，逼自己從頭到腳檢查全身每一寸，看是否比較不痠痛、比較不僵硬，或比較不虛弱。這會讓你意識到自己的能量提升了，縱使理論上你應該有點疲倦，畢竟才剛練完一回。

最後，這會追蹤你在完成這套訓練之後是否比開始時更有動力。快速重新檢視這五個「身體基線」因素能帶來即時的滿足，讓你知道希望實現的目標正在被實現，進而激勵你未來每一天都繼續練。

2. 什麼讓你更上一層樓？

總有些因素會讓你更努力、更有成就感，或更期待這次的訓練，具體是什麼呢？有時候是多重因素的結合，而有時可能只是單一因素。不管是什麼讓今天的你在做這套活動度訓練或任何挑戰身體的活動時有這樣的感覺，如果想再次感受這種狀態，就必須拼湊出確切的原因。

氛圍：你選擇進行這套訓練的地方，無論在家裡還是健身房，很可能就是你明天和後天也會選擇的地方。所以，如果環境中有某些東西讓你更容易完成這套訓練——任何可能讓你更有動力的東西，即使只是微小差異——就要把它辨認出來。

舉例來說，是光線、時間還是天氣？你是否看了一張在意的人的照片？背景是否播了一首特別的歌曲？你有沒有聞到廚房的咖啡香或園子的花香？你是不是覺得在家訓練很方便？不要想得太複雜，稍作反思即可，試著找到至少一個讓這次體驗更美好的因素。這樣一來，你就可以採取額外的步驟，在下一次訓練時保留這份因素，或在旅行時或離開熟悉場域的時候試圖重現這份因素。

外部激勵：動力可以來自任何地方。也許是別人的讚美、為家人保持健康的願望、聽到或讀到的話語，甚至是為某個特定事件保持更好狀態的需求。我不知道你更加堅定要從這回訓練中獲得最多收穫的原因為何，所以到底是什麼呢？

你是不是在工作中得到認可和嘉許？你是不是在手機上滑到關於訓練益處的文章，或在某張海報上讀到哪句金玉良言？你崇拜的人說了什麼或

做了什麼嗎？這個訓練讓你更輕鬆達到某些體能上的表現，甚至是頭一次達到？是否有即將到來的某個場面讓你希望確保自己做好準備，例如假期、同學會或學校的親子活動？

組織：有時在生活的某方面感到一切井井有條，會讓其他方面也變得更容易管理。這套訓練計畫經過特別設計，不需要過多的計畫或思考，但仍然需要投入努力，如果對自己的一天有更好的掌控能減輕執行這套訓練的壓力，那你必須認可這一點。

接受：誠如本章前面提到的，**當下就**認識到自己正在做的事情的重要性以及這件事如何正面影響生活是不可或缺的。許多人只是按部就班完成指示。他們像玩《扭扭樂》一樣執行每個運動和伸展，依照指示把手和腿放到相應的位置，從未真正花時間思考為什麼要以這種方式運動。然而，當你透過認知給予每個動作應有的重視，當你專注於當下，認真思考每個動作如何讓身體受益，這會在你最需要的時候為你提供動力。

3. 什麼阻礙了你的成功？

首先，如果你基於某種原因而沒在訓練中全力以赴，不要自責，你絕不孤單。我的所有客戶都會遇到一些阻礙，讓他們沒能在每次訓練中都百分百投入，這也沒關係。總比什麼都不做好。但是，分析那些可能阻止你全情投入的因素——尤其是持續發生的事——是必要的。如果不弄清楚什麼在扯你的後腿，就永遠無法達到頂峰。因此，我要求客戶們思考妨礙他們的因素，以便制定更好的做法來防止這些問題再次發生。

急躁：你是否倉促完成訓練？不確定的話，這裡有個簡單的判斷方法：計時看看開始到結束花了多少時間。這套訓練平均約需二十分鐘（已經納入進入每個動作平均所需的時間）。假如你花的時間低於這個數字——而且中途沒有其他干擾你的事——那很可能某些動作的維持時間或

重複次數少於我的建議。

你是這樣嗎？如果是的話，問問自己：「我為什麼要省下這些秒數？」如果你有事情要做或有地方要去，我理解，生活就是這樣。但是，如果這種省略愈來愈頻繁發生，那麼請想一想：投入90%的努力代表只能得到90%的成果——幸運的話。為了省下幾分鐘而捨棄10%的收穫，值得嗎？我想你知道答案。

還要想一想：愈認真做完這套訓練，就會愈熟悉，速度也會愈快。無論你是初學者還是進階者，我預期你會在動作間的轉換花比較長的時間，同時一邊參閱這本書以確保自己做得正確。起起停停會拖長訓練，但這些額外的時間可以幫助你檢視自己在做什麼，這很重要。別擔心……不久之後你就會精通每一組動作。

優先順序：我從未遇過任何一個不覺得自己很忙的人，無論職業上的成就高低。從運動員和娛樂圈的人到藍領和白領，從高中生到家庭主婦，我們都有很多事要做，因為生活就是這麼運作的。

你是這樣嗎？請你捫心自問：「阻礙我在這套計畫上全力以赴的事情對我來說為何如此重要？」顯然，總有些緊迫的事情必須被放在待辦事項的首位，但假如你發現這件事頻繁妨礙自己進步，請思考一下：這件事是否給你同等的回饋？如果沒有，就不要受它所阻。假設真的很重要，能否把它安排在不會干擾訓練的時間？如果不行，能否為訓練找到更合適的時間進行，讓兩者永不衝突？

但真正關鍵的問題是：**如果你按照規定堅守這套計畫……是否可能幫助你在完成其他優先事項時「更為」有效／成功**？例如，也許你敷衍訓練，是因為需要幫朋友搬家或指導女兒的足球隊。如果是必須做的體力活，顯然，堅守這套計畫會讓你更有效執行該項任務。就算不是體力活，以更自信的態度處理那個優先事項是否也會有所助益？

私人因素：做這套活動度訓練的某些動作時，允許思緒遊走，只要不

妨礙你集中注意力並保持完美的姿勢。然而，如果你正在經歷某些事情（無論在職場、家中或其他地方），以至於無法集中注意力並全力完成這套訓練，那就需要處理。

你是這樣嗎？因為每個人都不同，我無法預測你在訓練時會遇到哪些個人問題，但我知道：比較容易做到的是，快速評估困擾自己的問題是不是比活動度訓練更重要。看看當天佔據你大腦空間的事，然後回答以下問題：

- **戲劇還是危急？**換而言之，困擾你的事情會讓別人搖頭，還是也會憂心忡忡？多數情況下，我們知道什麼是重要的，什麼只值得翻白眼。
- **急迫還是可延？**讓你的思緒無法擺脫的災難是否需要立即處置，還是可以等至少三十分鐘，等你完成訓練？

最後，我的一些客戶無法集中注意力，是因為他們覺得在危機期間進行訓練是自私的，尤其當心裡想著的是別人以及別人可能面臨的問題。這完全說得通，但如果你是這樣的人，要知道每天花幾分鐘照顧自己，會讓自己更有照顧別人的能力。為了提升自己而投資片刻時間並不自私，因為這樣你才能在他們需要你的時候毫無窒礙提供支援。

驕傲：我對你的要求和我對每個客戶的要求沒有分別，而我的很多客戶都是職業運動員。但有時候我看到某些人只因在中途犯錯誤就從每小時100英里降到零。也許那天早上他們在某個動作上感覺有點虛弱或緊繃，也許無法像平常那樣維持某個姿勢或伸展，於是接下來的訓練過程都在自責。

你是這樣嗎？如果是這樣，請明白：只要你忠於這套活動度訓練，完成二十七個動作，沒有人會因為你做得如何而批判你。假如我站在你面

前，而你沒做好的話，我會糾正你的動作，鼓勵你發揮潛力，但因為某人能或不能做到什麼而批判並非我的作風，我也不希望你這樣。我期望的不是完美，而是堅持。所以，倘若自尊心削弱你的動力，現在就阻止它。記住我在本書開頭說的：你可能在某些日子搞砸某些動作，但只要堅持下去，盡力而為，你永遠不會失敗。

疼痛：我們每個人對疼痛的耐受力都不同，但這套訓練裡的動作不應該讓你痛，除非你做錯了、做過頭了，或有其他身體問題。涉及活動度和核心力量，這套訓練每一個都是最高品質的動作，能在把受傷風險降到最低的同時帶來成效。

正因如此，認知真正的疼痛與不適／痠痛之間的區別，正如我在本書前面所述。如果在開始這套計畫之前你過著久坐的生活，你可以預期在最初幾週遭遇肌肉痠痛，當你的身體逐漸適應這套計畫。記住，你是在要求身體做一些它長期沒做（甚至可能從未做過）的動作。關節、肌腱和肌肉的痠痛是自然但暫時的副作用，代表訓練正在起作用，所以繼續堅持！

你是這樣嗎？當然，如果你在做任何動作時有斷裂或拉傷的感覺，馬上停止，然後去做檢查，這代表你有其他需要解決的問題。否則，傾聽你的身體。疼痛是最近才開始，還是已經持續一段時間，而訓練中的某個動作讓你注意到？有沒有可能是這套訓練以外的活動，包括健身、運動競技、家務、體力活，等等，導致身體特定區域承受壓力？

誠如我所說，二十七個動作中的任何一個都不應該讓你痛，除非你做錯了──事實上，它們的目的就是為你減輕日常的痠痛──所以堅守計畫，試著減少可能頻繁讓身體某些部位過度負荷的額外活動。如果訓練一週之後，你仍在做某個特定動作時感到不適或疼痛，可能有潛在的問題，需要諮詢醫護人員。

筋疲力竭：儘管這套訓練在穩定性、耐力和肌力方面以不同方式帶給你挑戰，但這並非一套讓人累癱的訓練。事實上，正確練完之後，你會更

加精力充沛，準備好迎戰世界。所以，如果在這套訓練過程中任何時間點感到太過疲憊，不該是因為它超出你的負荷。問題可能與你正在做的其他事情有關。

你是這樣嗎？有很多可能讓你筋疲力盡的原因，其中某些會在你採用並執行本書其他部分（飲食和恢復）時自行糾正：

- **你可能訓練過度了**。運動、體育競技，以及任何對身體有物理需求的活動──如果做得過多──可能導致過度訓練，所以如果你在這套訓練之外還進行其他活動，可能使肌肉和中樞神經系統負擔過重。在「恢復」的章節中，我會教你一個簡單的檢驗方法，並告訴你如何應對。

- **你可能餓了**。首先，你不該餓。雖然我偏好一起床就做這套活動度訓練，但誠如我在本書前面提到的，醒來後立刻吃點小東西可以防止身體為了能量而分解你辛苦練來的瘦肌肉，所以你的肚子在訓練前應該已經得到滿足。然而，如果你不習慣在訓練前吃東西，先從少量開始，考慮吃一塊水果，例如香蕉或一把莓果。或者你可以把早餐分開，訓練前先吃一部分（然後在訓練後把剩下的吃完）。最後，你也可以在一些強度較小的動作中喝口奶昔，如果這樣比較方便的話。我不希望你在訓練之前或過程之中吃得太飽，因為這可能導致脹氣，影響你在執行某些動作時的活動度和舒適度。

- **你可能脫水了**。在飲食相關的章節裡，我討論了補充水分的重要性，以及我希望你在一天之中如何飲水。所以對自己誠實。那天進行訓練之前的水分攝取量是否達標？如果沒有，或你甚至不記得先前喝了多少水，那麼輕微脫水可能會影響你的能量。

- **你可能睡眠不足**。如果我剛剛提到的問題都與你無干（而且你不

是正在生病、有可能快要生病，或有其他導致能量消耗的潛在健康問題），那麼睡眠不足——或者**深層睡眠**不足——很可能就是原因。在本書後面的恢復部分，我將討論睡眠的重要性，並且不只教會你一夜好眠，也教你實現最優質的休息。

第十章
精益求精

　　我的活動度訓練計畫方便你在任何地方進行。這二十七個動作也易於變通，你可以依據自己的進程輕鬆調整，讓個別動作變得更好做或是更有難度。

　　話雖如此，我要你記住，儘管本章提供增加訓練強度之法，但我並不希望你急於嘗試。有些動作需要時間發揮全效，練習的時間愈長，愈能相輔相成，改善你的活動度。先照建議至少練習兩到三週，再考慮如何增加強度。如果某個特定動作讓你感到困擾，可以立即運用這部分內容。

如何修改活動度動作

　　重新建構這二十七個動作，無論是要減低難度，等你逐漸掌握，還是要增加強度，以便獲取更多成效，並不是高深的科學。多數情況下，你只需要：

- **調整次數**（增加重複的次數或維持的秒數）；
- **增加重量**（在動作中添加重量）；
- **改變節奏**（以更慢或更快的速度進行動作）；
- **改變站立的表面來影響穩定性**（使用WAFF平衡訓練墊或任何能挑戰你的平衡與中樞神經系統的器材）。

接下來，這部分要教你如何調整每個動作，以適應自己當前的能力。

增加強度的工具！

　　為了增強某些動作，你需要投資幾個特定但不昂貴的設備，來幫忙創造比較不穩定的表面。無論使用哪一種，這些附加工具都會讓你動員臀部、核心和其他肌群的更多肌肉纖維，來幫助你保持穩定。

- **兩根滾筒（短的和長的）**：這種圓柱管有不同的形狀和尺寸，但只要兩根（一根短於12英寸，另一根長約36英寸）就能滿足需求，每根要價大約20美元。
- **充氣平衡訓練墊**：這款充氣盤有時也被稱為「搖動坐墊」，也可以找到大約20美元的。提示：投資兩個會讓你在更進階時擁有更多選擇。我個人最喜歡的是WAFF充氣平衡墊。我發現這款是市面上最耐用而且便於攜帶的，讓你無論在哪裡都可以使用（也讓你沒有藉口），而且不用擔心在旅途中漏氣。
- **抗力球**：這種巨大的充氣球讓你的身體幾乎別無選擇，為了保持平衡只能動用核心肌群，無論坐著、把腳放在上面，還是倚靠著它。

〔注意：旅行期間，你也可以用小枕頭或捲起的毛巾來代替這些設備。雖然枕頭和毛巾無法創造出同樣不穩定的表面，但在沒有這些設備的時候，你至少還能有所選擇。〕

1. 足底筋膜伸展

降低強度的方法：

- **改用不同工具**：如果網球太軟，可以嘗試別的球（許多運動員偏好袋棍球或高爾夫球）。你也可以用擀麵棍或水瓶來放鬆足底筋膜，最重要的是讓自己的腳感覺舒服。

增加強度的方法：

- **腳趾抓球**：每當球滾到前腳掌，以腳趾抓球，用力一秒，然後鬆開。
- **腳趾上翹**：每當球滾到腳跟，把球留在腳跟下，輕輕上下推動數次。

2. 靠牆站立拉筋

降低強度的方法：

- **調整姿勢**：如果你的小腿肌和阿基里斯腱非常緊繃，不可能把腳跟完全放到地面上，可以嘗試讓後腿往牆壁靠近一到兩英寸。

增加強度的方法：

- **延長維持姿勢的時間**：每次彎曲前腿並感覺後腿拉筋的時候暫停幾秒。
- **增加擺動**：每完成一次動作，不要一直讓後腳停留在地面，試著立即將後腿的膝蓋抬到身前，直到大腿與地面平行，然後反向動作回到初始位置。

3. 站立膕繩肌和神經滑動拉筋

降低強度的方法：

- **扶著東西：** 理想情況下，我希望你的雙臂同時運動。然而，若你無法在沒有支撐的情況下完成，可以使用身邊的椅子、桌子或任何穩固的物體來撐住一隻手，協助自己慢慢掌握動作。

增加強度的方法：

- **增加不穩定性：** 把不穩定的表面（枕頭、捲起的毛巾或平衡訓練墊）放在後腿的腳下。

4. 股四頭肌交替拉筋

降低強度的方法：

- **扶著東西：** 就如同站立膕繩肌和神經滑動拉筋，我希望你不要仰賴任何支撐。但假如你真的無法在沒有幫助的情況下完成動作，可以使用牆壁或桌子的邊緣，但要努力逐漸擺脫這些輔助支撐。

增加強度的方法：

- **增加不穩定性：** 雙腳站在不穩定的表面（枕頭、捲起的毛巾或兩片平衡訓練墊）上。
- **閉一隻眼：** 當你閉上一隻眼，身體就需要為了穩定而加倍努力。有幾種做法可以嘗試：在半數的重複動作中閉上一隻眼，然後在剩下的重複動作中閉上另一隻眼。或者，閉上與抬起腳同側的眼睛（或另一側的眼睛──左眼／右腳或右眼／左腳）。

5. 單臂胸肌伸展

降低強度的方法：

- **稍微降低手臂位置**：如果在做這個動作的時候肘部會痛，可以把肘部稍微降低一到兩英寸來減少不適。

增加強度的方法：

- **延長維持姿勢的時間**：將每次伸展的時間從3到5秒延長到6到10秒，更完整伸展胸部、肩部和頸部。

6. 天使伸展

降低強度的方法：

- **配合自己的身體**：如果你的身材比較豐滿，也許難以讓頭部、上背部、肘部、手背和腳跟全都觸碰牆壁。倘若這樣，嘗試前傾骨盆，然後保持姿勢。
- **使用毛巾**：如果仍無法解決問題（或髖部的活動度目前還不足），可以在頭部和上背部後面放幾條捲起的毛巾，以便與牆壁達到某種程度的接觸。就算腳跟和肘部可能無法觸牆，也不要強行把它們往後推。只要指甲能觸碰到牆壁就可以了。
- **不氣餒**：好消息是，隨著執行這項訓練的次數增加，你的髖部和下脊椎的活動度也會改善。額外的活動度會幫助骨盆前後移動，讓你更有效調整姿勢，使所有部位都能在不勉強的狀況下觸碰牆壁。

增加強度的方法：

- **擴展拉筋**：在身後放一根大滾筒（垂直地面），頭部到尾骨都靠在

上面。雖然無法完全接觸到牆壁（尤其是肘部和腳跟），但這種變化可以進一步打開你的胸和肩。

7. 地面行軍

降低強度的方法：

- **縮短動作範圍**：手臂不要完全向後擺動，膝蓋也不要抬至大腿與地面垂直的位置，嘗試將動作範圍減半。
- **不要苛求自己**：聽好，這組動作需要協調性。也就是說，就連有良好健身底子的人也可能會在這組動作上掙扎，因為它需要一定程度的同步動作能力。有點耐心，時間終將助你掌握。

增加強度的方法：

- **增加不穩定性**：我每天都會請勒布朗縱躺在長滾筒上（從頭部、脊椎，到尾骨為止）。你需要稍微彎曲雙腿（而非完全伸直），但除了這個差別之外，你可以按照原本的指示進行這組動作。

8. 地面皮拉提斯 100

降低強度的方法：

- **放慢速度**：調整節奏，找到適合目前健身水準的步調。

增加強度的方法：

- **抬起雙腿**：膝蓋保持彎曲，抬起雙腿，使大腿與地面垂直，並全程維持這個姿勢。
- **加入踢腿**：每做五次擺臂就暫停，然後迅速伸直左腿並收回，再迅速伸直右腿並收回。頭部、上半身和手臂保持不動。

9. 屈膝橋式

降低強度的方法：

- **不要抬太高：** 如果把臀部抬到與身體呈一直線對你來說太難，試著抬一半高度，甚至僅離地一兩英寸也可以。微小的動作也能強化肌肉，而效率會隨著時間推移而提升。

增加強度的方法：

- **頂點震動：** 在頂部暫停三秒之後，每次動作間在頂點添加幾次震動，把臀部降低一英寸左右，然後再抬起（2到3次即可），接著再降到地面。
- **單腿進行：** 試試「單腿屈膝橋式」。起始時雙腳平放於地，然後伸出一腿──兩大腿保持平行──再開始動作。兩腿做相同次數。

10. 伏地挺身

降低強度的方法：

- **跪姿伏地挺身：** 如果做不到傳統伏地挺身，可以跪著進行。
- **減少下降距離：** 不要彎曲肘部直到上臂與地面平行，嘗試下降三分之一到一半的距離，然後緩慢把自己推回去。
- **專注於退讓訓練：** 不要慢慢推起自己，在把自己放低，專注於放低的過程就好。到達地面後，不用把自己推回去，用任何方式回到原位皆可。相信我，這種離心訓練（或稱退讓訓練）同樣會訓練到你的身體，力量和耐力會逐漸增強，你終究能夠做到標準的伏地挺身。

增加強度的方法：

- **中點暫停：** 每次下降或上升到一半，暫停一兩秒，所有的肌肉——尤其是核心肌群——都會感受到壓力。
- **把動作放得更慢：** 如果你能做超過15次，就不要再增加次數了。嘗試放慢動作，找到一個讓自己只做8到15次就會力竭的節奏。
- **增加不穩定性：** 把腳放在平衡墊上，或者兩手分別放在平衡墊，而非地面。這兩種變化都會讓你更難保持平衡。
- **雙手靠近：** 讓兩手的指尖和拇指互碰（形成一個菱形），這樣一來，不僅更能練到三頭肌，核心和本體感覺肌肉也必須更努力保持平衡。
- **抬腿：** 每次做伏地挺身，勒布朗會再把身體降到地面的同時把一隻腳抬離地面，朝天花板伸直，再次推起身體的時候才把腳放回地面（每次交替抬起左腿和右腿）。這種變化更能啟動後側核心和臀部。

11. 屈膝側棒式

降低強度的方法：

- **縮短維持時間：** 不在頂點暫停5秒，嘗試更短的時間，必要的話可降至1秒，往後再逐步增加到5秒。
- **乾脆不暫停：** 如果連暫停1秒都難，以可控的速度上下移動就好（不要太快！）。堅持練習，力量和耐力很快就會增強到讓你更容易在頂點暫停。

增加強度的方法：

- **增加不穩定性：** 在肘部或膝蓋（或兩者）下方放置一條捲起的毛

巾或平衡訓練墊。
- **增加重量**：如果你至少有6個月的訓練經驗，而且有個可以在旁協助的人，可以請他們在你的臀部上方放置（並扶好）一個槓片。

〔注意：有些教練可能會要求你把離地面較近的底腿伸直，我不建議這樣做。這樣做會增加動作難度嗎？會，但同時也會為下背部帶來不必要的壓力。勒布朗的核心力量在運動員中數一數二，但他在做這組動作時也彎曲底腿。〕

12. 側棒式抬腿

降低強度的方法：

- **捨棄棒式**：如果你的力量或耐力不足，可以捨棄棒式，側躺抬腿就好。
- **以腳觸地**：我建議你在抬腿時不要讓腳碰到地面，因為這樣會讓肌肉「微休息」，而沒有讓它們全程保持緊繃。然而，如果你需要這份休息來幫助自己完成動作，就這麼做吧（但要隨著進步儘量減少觸地的頻率）。

增加強度的方法：

- **把動作放得更慢**：嘗試以更慢的速度抬起和放下腿，而非3秒上升／3秒下降。
- **增加不穩定性**：在肘部或膝蓋（或兩者）下方放置一條捲起的毛巾或訓練墊。
- **增加重量**：一些表現超乎預期的客戶（我的勇士們！）想知道是否可以在腳踝上增加重量。可以這樣做，但我認為上面的建議同

樣有效，而且更安全。腳踝負重只會以遠離核心的重量讓身體過度負擔，在我眼中並不實際，尤其因為這還會增加受傷的風險。然而，如果你覺得自己準備好了，並選擇這樣做，負重請不要超過5磅。

13. 側棒式行軍

降低強度的方法：

- **縮短運動範圍**：不要盡全力將腿和手臂向後擺。這將減少一些可能使你難以保持平衡或協調的運動。

增加強度的方法：

- **增加不穩定性**：在肘部或膝蓋（或兩者）下方放置一條捲起的毛巾或訓練墊。
- **增加重量**：如果你已經訓練至少6個月，可以增加腳踝負重，但不要超過2.5磅。

14. 傳統棒式

降低強度的方法：

- **縮短支撐時間**：不要追求15到20秒，盡己所能就好。
- **稍微改變你的支撐基礎**：雙腳分開，不要併攏，這樣會比較容易保持平衡。

增加強度的方法：

- **看自己能撐多久**：你可以超過我推薦的15到20秒，但不要超過2分鐘。這樣做不會帶來額外好處，還會拖長訓練時間，害你匆促

完成後半部分的訓練。

- **增加重量**：你可以請別人輕輕把一個槓片放在你的下背部或臀部上，前提是不能影響到你的穩定或技術。

15. 超人式

降低強度的方法：

- **縮短暫停時間**：不要維持3到5秒，維持1到2秒就好，或者完全不要暫停，慢慢抬起和放下就好。
- **腿部留在地面**：不要同時抬起手臂和腿，只把上半身抬離地面。
- **手臂彎曲90度**：手臂離身體愈遠，動作對肌肉的挑戰就愈大。彎曲手臂可以為你減輕一些阻力。

增加強度的方法：

- **在頂部暫停更久**：如果你想要更多挑戰，嘗試在頂部維持更久。
- **單臂單腿抬起**：這個變化需要一點協調性，但嘗試同時抬起（然後放下）左臂和右腿，然後交換手臂和腿。動作感覺起來像在游泳。這種調整會為身體帶來更多前後搖擺，迫使本體感覺肌肉更努力保持穩定。

16. 交替抬臂／腿

降低強度的方法：

- **支撐軀幹**：如果能找到腳凳、椅子、長凳或其他堅固物體，可以讓你把胸部擱在上面，但手和膝蓋仍能觸地，可以嘗試看看。
- **捨棄暫停**：無須在頂部維持姿勢，只要以受控的速度上下移動。

增加強度的方法：

- **趴在抗力球上**：技術層面上，你趴在抗力球上做的是同樣的事——支撐軀幹。但球形增加了保持平衡的難度。
- **閉上雙眼或閉上一眼**：兩者都會增加動作的難度。
- **以指尖和腳趾平衡**：不要讓手掌和膝蓋觸地，稍微抬起膝蓋，讓自己只用腳趾支撐。然後調整你的手，只用指尖支撐。

17. 跪姿髖關節鉸鏈

降低強度的方法：

- **減少下傾幅度**：不要後傾髖部直到臀部觸及腳跟，只傾斜到一半距離即可。
- **減少前傾幅度**：不要彎腰直到軀幹與地面成45度，試著把前傾距離減少一半。

增加強度的方法：

- **擴大動作範圍**：在不失去平衡而且不傷及下背部的情況下，下降超過45度。
- **伸直手臂**：手臂直舉過頭，在整個動作過程中與軀幹保持平行。
- **提高高度**：將自己放在健身長凳上，或並排放置兩張大小相同的穩固椅子，然後在椅子上跪下（兩膝分別放在兩張椅上），來為動作增加不穩定性。

18. 單腿髖關節鉸鏈

降低強度的方法：

- **減少下傾幅度**：不要後傾髖部直到臀部觸及腳跟，只傾斜到一半

距離即可。

- **減少前傾幅度**：不要彎腰直到軀幹與地面成45度，試著把前傾距離減少一半。

增加強度的方法：

- **增加不穩定性**：把平衡訓練墊或滾筒放在膝蓋下。
- **進一步下傾**：在不失去平衡而且不帶給下背部壓力的情況下，下降超過45度。
- **伸直手臂**：手臂直舉過頭，在整個動作過程中與軀幹保持平行。

19. 觸踝下犬式

降低強度的方法：

- **減少向後伸展的距離**：雖然目標是觸碰腳踝，但觸碰膝蓋──或單純盡力向後伸展──也可以，你的活動度和平衡感將隨時間推移而提升。

增加強度的方法：

- **雙腳靠得更近**：雙腳之間的距離愈短，保持平衡就愈難。

20. 蜘蛛人伸展

降低強度的方法：

- **在舒服的範圍內執行**：如果無法讓腳伸到手的位置，先做一半距離就好。
- **抬高身體**：不要採用雙手觸地的伏地挺身姿勢，改搭在一張穩固椅子上。這種調整能減少上半身的努力，讓這組動作比較針對下半身。

增加強度的方法：

- **略微彎曲手臂：** 在整個動作過程中保持肘部彎曲，迫使胸部、肩膀、三頭肌和核心肌群為了保持身體平直而繃緊。
- **在動作間加入伏地挺身：** 在左右腳各落地一次後，嘗試做1到2次伏地挺身，然後重複。

21. 站姿骨盆傾斜 & 22. 胸椎旋轉

這兩組被放在一起的動作也許是整套訓練中最容易做的，因此不需要簡單化的修改。你的髖部和胸椎只能在當前允許的活動範圍內移動，超出舒適範圍的動作有害無益。話雖如此，這兩組幅度最小的動作能對整體表現產生重大影響，如果你認真看待的話。

我也不建議以任何方式增加這兩組動作的強度，即便那是可行的。可以做更多次嗎？理論上可以。但這兩組動作只是更大藍圖的一部分，旨在從頭到腳為你的身體做好準備。全力傾斜骨盆和旋轉肩膀一百次並不會讓你提升到另一個層次，所以我希望你把時間和精力留給其他動作。

23. 單腿平衡擺盪

降低強度的方法：

- **扶著某物：** 你可以扶著牆壁、桌緣、穩固的椅子或任何不會移動的物體。

增加強度的方法：

- **增加不穩定性：** 站在捲起的毛巾或平衡訓練墊上。
- **綁上重量：** 如果你至少有六個月的訓練經驗，可以在伸出的腳踝上添加重量，但不要超過2.5磅。

24. 相撲側蹲

降低強度的方法：

- **站在離牆幾英寸之處**：背對牆壁，盡可能靠近堅固的牆，在失去平衡的時候輕靠在牆上穩住自己。
- **以手臂平衡**：不要把手放在胸前，而是讓手臂自然垂於身前（不要在身體兩側，以免干擾腿部動作）。蹲下時向前揮動手臂幫助穩定，抬起時放下手臂。

增加強度的方法：

- **閉上一隻眼或雙眼**：可以嘗試在一半的次數中閉上一隻眼，然後在剩餘的次數中閉上另一隻眼。或者閉上與彎曲腿同側的眼睛（或閉上相對的眼睛——左眼／右腿或右眼／左腿）。
- **增加重量**：嘗試雙手在胸前握住啞鈴或槓片，或者雙手各拿一個啞鈴，讓手臂自然垂掛於身體兩側。

25. 分腿等長收縮牆蹲

降低強度的方法：

- **縮短維持姿勢的時間**：不用堅持20秒，盡己所能即可。
- **不要蹲太深**：理想情況下，你應該努力蹲到大腿與地面平行。但如果現在的你只能下蹲幾英寸，那就算勝利，下次再挑戰多蹲低一英寸。

增加強度的方法：

- **延長維持姿勢的時間**：可以超過20秒，最多維持1分鐘，但不要超過這個時間。

- **增加不穩定性**：站在捲起的毛巾或平衡訓練墊上，或者在背後放一顆抗力球，用原本平放於牆的那隻腳把球固定在牆上。

26. 單腿羅馬尼亞硬舉（RDL）

降低強度的方法：

- **不要降得太低**：這組動作需要平衡感，所以如果你無法按照描述進行，把上半身降到自己舒適的程度即可。

增加強度的方法：

- **閉上眼睛**：這會透過挑戰你的本體感覺而使動作變得更難。
- **增加重量**：只有在掌握了動作之後，我才建議單手握啞鈴，或者用雙手各握一個啞鈴。讓手臂在動作過程中自然下垂。

27. 火箭啟動

降低強度的方法：

- **縮短維持姿勢的時間**：如果2到3秒太難，盡己所能就好。
- **扶著某物**：如果難以進入正確姿勢，可以單手扶著附近的椅子、桌子或任何堅固的物體來支撐自己。

增加強度的方法：

- **增加不穩定性**：站在捲起的毛巾、兩個平衡訓練墊或幾個枕頭上。
- **閉上眼睛**：雖然我更想要你仰望天空或天花板，因為這個最終的動作很能帶來自信，但不得不承認，閉上眼睛確實會考驗平衡感——所以試試看吧！

少坐多走

等等……還沒結束哦。如果你在開始這套訓練時並不是一個很常運動的人，可能需要對很多動作與伸展進行降低難度的調整。別擔心，你的身體會很快適應，能力也會隨著訓練提升，但還有一個加速這個過程的簡單祕訣，就是多動！

誠如我所說的，這套活動度訓練可以與任何訓練項目結合：

- 它可以與任何你想從中獲益的計畫相輔相成，無論是循環訓練、力量訓練、舉重、健美。你的個人目標是什麼都無妨。
- 它可以搭配任何你目前正在進行的體育項目或活動。
- 它本身就可以做為獨立的健身計畫，能幫助你更高效完成一整天的各種任務，哪怕是最平凡那種。但如果你正是如此，我希望你為我做一件事。不對，容我更正：我希望你為自己做一件事。

這套訓練計畫是為了幫助你盡可能長久從身體得到更多。但如果你現在沒有為自己的身體做任何事情——尤其是在心血管健康方面——那我不能保證你能達到期望的巔峰表現。如果你目前沒有規律訓練或參與體育競技——每週至少三次，每次至少二十分鐘——那我需要你動起來。

少坐多走。這兩件每個人都能做到的易事對健康有著你可能從沒意識到的重要影響。當然，我與頂尖運動員共事，但我的客戶也包括某些名人以及那些日程繁忙到幾乎只能做這套活動度訓練的人。看著他們的日常安排，我確實無法反駁。但在這種情況下——就像現在的你——我會馬上點出一個事實，無論他們的一天有多忙碌：

- **他們可以選擇站起來，而非只是坐著。**

- 他們可以選擇動起來，而非只是站著。

為自己站起來

坦白說，這不是什麼高深的學問：坐得愈少，身體就愈常消耗更多熱量（站比坐每分鐘多燃燒 0.15 卡路里），同時降低健康問題的風險，包括心臟病、癌症和糖尿病。同樣重要的是，久坐可能導致影響活動度和表現的姿勢問題，並增加受傷風險。然而，美國成年人平均每天坐六個半小時——其中四分之一的成年人每天坐超過八小時。

簡而言之，坐著對你有害。需要一些例子嗎？每天看電視超過兩個小時會讓早發性結直腸癌的機率增加 70%。久坐會使大腦中與記憶相關的部分退化。研究甚至表明，每天坐超過十個小時會在細胞層面上影響你，讓某些細胞的生物年齡比你的實際年齡老上八歲。

逆轉這些風險其實很簡單，只要盡可能多讓自己站起來。確實，有時難免要坐著，尤其在用餐、旅行或其他不方便站立的情況。但你通常有選擇。選擇站而非坐，你就不是過生活，而是征服生活。

如何輕鬆做到

首先，承認自己動得不夠多。每週至少一次，打開手機的碼錶功能。每次坐下就按開始，站起來就按暫停。我們需要知道自己每天坐著的時間基線。每週重複這個過程，並試圖減少幾分鐘的坐下時間。

在視線範圍內放一個提醒物。久坐並不完全是你的錯。許多坐姿進行的活動，例如在電視上切換頻道、在辦公桌前工作、看一場比賽，本質上就會轉移我們的注意力。在附近放置一些提醒自己起身的物品——分秒都無法避免看見的東西——效果會非常明顯。研究顯示，運用起身提醒能有效改變久坐行為。

任何東西都可以，在電腦、沙發或廚房椅子貼上便利貼（或紙膠帶）。把手機背景設為孩子站立的照片，或者讓手機每隔幾分鐘震動一次。如果你覺得提示太明顯會很尷尬，只要在手指上貼個OK繃就好，這樣每次看到它或感覺到它時，你就會提醒自己站起來。

提示甚至不需要是有形的，它可以與某個活動相連結。每五分鐘發訊息或郵件？那就規定自己不能坐著回訊息。看很多電視或YouTube影片？每次廣告都站起來，或是坐著搜尋，但在播放過程中站著。總在瀏覽社群媒體、時間或天氣？規定自己只能在站著做這些事，做完再繼續站立至少3到5分鐘。

我們都有一些惡習，做某些事情的頻率比應有的高。這些小技巧可以把它們轉化為提升健康的機會。

走起來

如果你目前沒有運動習慣，我要你每週進行至少150分鐘的心血管運動。這個數十年科學研究證實的神奇數字可以延年益壽，降低多種慢性疾病和健康問題（如癌症、糖尿病和高血壓）的風險。這份特定的活動量有助於強化心臟、控制體重、保持血壓穩定，並且防止代謝症候群——那是一系列讓人更容易患心血管疾病的風險因素。事實上，每週至少150分鐘的中強度活動可以延長壽命多達五年。

可以透過騎自行車、游泳或划船機來達到這150分鐘的運動量嗎？當然可以，但如果你現在沒有運動習慣，這些出汗方式很可能對你來說不有趣或不可行。

這就是步行登場的時候。我們自幼兒時期就開始做的這個簡單動作甚至往往不被視為一種**活動**，但它其實有很多優點：

- 沒有藉口。不需要特殊設備，隨時隨地都能做。

- 訓練的肌肉與跑步相同（股四頭肌、膕繩肌、臀肌、小腿肌、腹肌和下背部肌肉），但對關節的壓力較小。
- 步行可以提高身體的耗氧能力，增加高密度脂蛋白膽固醇，降低血壓和低密度脂蛋白膽固醇。事實上，研究顯示，我們走動時精神狀態會更好，壓力也會減輕。
- 步行是少數可以反向進行的有氧運動之一。以比正常速度稍慢的步調（為了安全）倒退走路（無論在戶外、跑步機上，或甚至上樓梯時）能增加趣味，而且這個微妙的變化動用更多股四頭肌，減少膝蓋上的剪切力（有助於強化膝蓋，使其更能抵禦受傷），刺激中樞神經系統，同時改善平衡和協調性。
- 最後，步行是最具多樣性的有氧運動之一。你可以透過改變步速或增添的阻力（例如穿著靴子或背著背包走，在高草叢或齊腰的水中走，或手持輕啞鈴走）來輕鬆提高或降低強度。你也可以改變步行表面的角度（直路、上坡或下坡）甚至改變表面本身（柏油路、小徑、山丘、沙地等）。

如何輕鬆做到

你在這方面有兩個選擇：專注於每週150分鐘的中等強度步行（分成五次，每次30分鐘），或者在日常活動中完成（就不用刻意找出五段步行運動的時間），但每天至少要走一萬步。

如果選擇前者：你需要以心率保持在最大心率（MHR）的50%到70%之間的速度步行，並在整個過程中保持這個水準。你的最大心率是多少？只要用220減去你的年齡即可。舉例來說，假如你四十歲，最大心率就是180（220 – 40 = 180）。

使用心率監測器能協助你保持在這個區域，但你也可以透過以下方式判斷自己是否正在進行中等強度的訓練：

- 如果你能說出長句而不感到喘吁吁，你的心率可能低於最大心率的50%——請加快腳步。
- 如果你能說話但無法唱歌，你的心率很可能在最大心率的50%到70%之間。對於多數人來說，以每分鐘110到120步的速度行走就足夠了。
- 如果你無法邊走邊說話，代表你太拚了，心率可能超過最大心率的70%——請放慢腳步。

如果選擇後者：你需要準備以下幾樣東西：

1. 以**防水計步器**（或健身追蹤器）來計步。你也可以使用手機上的活動追蹤器，但就算你是那種手機不離身的人，也可能遇到手機不在身上的時候，而我希望你把每一步都算進去。如果你想找高科技監測儀器，我強烈推薦WHOOP健康監測器。

2. 如果你沒有**藍牙耳機**，那就投資一副吧。我不希望你使用任何會妨礙你從一個地點移動到另一個地點的東西。沒有藉口可以阻止你一邊講電話一邊在停車場或房子外頭走走，除非你住在冬季的明尼蘇達。

所有協助你持續活動的步驟都已就緒，是時候開始奠下基礎，讓身體比以往更快、更有效地自我修復。

第三部

恢 復

第十一章

前瞻思考

剛開始與新客戶合作並引導他們進行訓練時，我會觀察很多東西。有時，即使他們在運動和飲食方面都投入努力，我也能感覺到某些地方**不對勁**。

這套訓練旨在促進恢復，所以當客戶似乎沒有快速或有效恢復時，我會開始探究，看看幕後發生的事是否對他們在生活舞台上的表現產生負面影響。我們會一起審視他們白天（和晚上）顯而易見以及隱而未現的方方面面，尋找潛在的問題。我在職業生涯初期就學會這一課，並將之視為座右銘：**恢復永不停歇──除非你要它停。**

但是，到底什麼是恢復？這已經成為人人使用但幾乎沒人真正理解的詞彙。多數人將其歸類為**休息**──運動之後的休息，整日工作或育兒之後的休息，或者受傷或生病之後的休息。其他人聯想到促進痊癒的做法，例如按摩、冷卻浴和其他治療技術。然而，很少有人完全理解恢復的影響之深遠。

恢復不只是抓著熱敷片。反之，恢復是自問：「**我能多快反彈到昨日達到的水準，甚至更高？**」無論你的職業或目標是什麼都無所謂。無論你是菁英運動員或是高談闊論的球迷，是壓力山大的股票仲介或是全職家庭煮夫，重點是採取必要的步驟，讓身體一邊再生一邊保持高水準的表現。今天的重點是專注於讓身心休息以及紓解壓力來幫自己上發條，明天的你才能夠全速衝刺。恢復至關重要，但往往沒有得到應有的關注，原因有幾

個：

只要停下來不動，我們就會覺得自己正在落後。我們所處的社會欣賞並獎勵努力，這讓我們難以接受花時間放鬆——就算只是幾分鐘——其實是一件好事。驅策確實是重要的，而我也與一些地球上最有決心的人共事。然而，他們之所以成功，不只因為擁有強大的意志力，也因為理解持續成功的祕訣是提醒自己要時不時停下腳步，放鬆身心。

允許自己休息感覺起來似乎對生產力有害，尤其當你正在進行一些極度要緊的事。為了給自己時間恢復而停下某些事感覺起來像是一個大錯。好消息是，如果你是這樣的人，我發現符合這一類別的人——那些為了成功而不得不犧牲的人——一旦透過經驗了解休息的價值，就不再會再有這種感覺了。他們明白休息和恢復如何幫助自己取得更大的成就，如果你想要以贏家的姿態跨越終點線，給身體時間恢復是取勝的唯一途徑。

我們覺得允許自己喘口氣是自私的。我不知道你現在的生活如何，但我肯定有很多事情正在發生。你遇過不忙的人嗎？我沒遇過，但我認為這並不是因為我的工作就是訓練高效人士——生活就是這樣。忙著照顧別人的時候，很難考慮到自己。也許你是試圖在工作與家庭之間取得平衡的父親或母親，也許你身兼多職，若要放下這些職責，連一刻都顯得可笑。不一定是因為一整天之中完全沒有這樣的時間，而是因為這樣做感覺不對勁。

我也有過這樣的思維。身為父親與丈夫的我為了工作總是出門在外，於是自動把工作之外的所有時間都投入到家庭，因為家人永遠是我的第一優先。我需要不斷提醒自己恢復的重要性，尤其是需要些許「獨處時間」的恢復。我明白某些看似削減家庭時間的步驟其實有助於提升家庭時間的品質，讓我在跟家人相處時更有活力，更能享受當下。

我們有點以受苦為榮。有種不必要的羞恥心會妨礙休息和恢復。許多人被教導不要承認某些事，因為這樣做會顯得脆弱。我們被教導要像個戰

士,而非受害者。

舉例來說,你是否曾經感到精疲力盡——無論身體上還是精神上——但不想承認,因為你覺得這會讓自己顯得衰老?或者曾經在運動或比賽時太拚,隔天上班卻假裝你的背不痛,只是因為不想顯得弱不禁風?

我們在某些時刻都曾挺過痛苦和疲勞,不僅因為不想顯得軟弱,也因為這讓自己感覺更強。情況就是在此變得麻煩。聽好,我永遠不會叫你不要克服阻礙,因為這確實是前進之道。然而,重要的是傾聽自己的身體試圖向你傳達什麼訊息。

開始之前需要思考的事

你能在舒服時感到舒服嗎?

聽我說:在實施任何恢復建議之前,我要你有一個正確的心態。所以,如果「泡澡」、「按摩」或「小睡」等字眼在你耳裡聽來被動、懶惰或荒謬,請你立刻擺脫這些想法,否則永遠無法發揮自身全部的潛力。

為了激勵你堅持下去,我大可以跟你說你是值得的,你應該善待自己,諸如此類,這些也都是真的。但我更想要提醒你,這些修復方法不只是整套訓練中極其重要的組成元素,也是我的客戶和許多高效人士固定運用的方法。

你在開始訓練之前要先搞清楚的是,感覺起來像是自我放縱或愚蠢的東西其實是維持顛峰表現的關鍵。換句話說,提醒自己,這些事情一開始讓你感覺舒服,證明了它們在幫助身體痊癒和恢復方面發揮作用。

你能在不舒服時感到舒服嗎?

聽著,我在接下來幾章與你分享的內容並不全是輕而易舉的。有些建

議需要你花時間適應，有些感覺起來也許像是巨大的犧牲：比平時早睡、監控尼古丁或酒精的攝取量，或在睡前遠離某些東西。還有一些（冰浴，有人要一起嗎？）簡直殘酷。但要知道：我不會把最終沒有回報的事情放進訓練計劃。

捫心自問：健康長壽對你來說有多少價值。為了盡可能長久維持最佳狀態，忍受一點不便或不舒服難道不值得嗎？

那些站在顛峰的人知道答案，因為他們明白要保持領先，就要有毅力和膽識去做讓身體隨時痊癒所需的一切。他們可能不明白需要做的具體內容，但是你馬上就會知道。所以，你有沒有辦法讓身體不斷痊癒？

每次修復前需要思考的：

如我先前提到的，為了創造讓你更快更有效率痊癒的環境，你需要在身心的**休息**和**舒緩**上更加聰明。但在採用我提出的任何策略之前，你要先進行另一次自我診斷，類似我在飲食和運動章節推薦的快速問卷。

此刻的感覺如何？

在就寢前一小時，你應該對以下幾個關鍵問題有基本的了解：

---

1. 你今天在身體上多努力？
   （1表示根本沒努力；10表示幾乎筋疲力竭）：
   1 2 3 4 5 6 7 8 9 10

2. 你今天在心理上多努力？
   （1表示根本沒努力；10表示達到絕對極限）：
   1 2 3 4 5 6 7 8 9 10

> 3. 你感受到多少壓力？
>
>   （1表示徹底放鬆；10表示煩到不行）：
>
>   1 2 3 4 5 6 7 8 9 10
>
> 4. 最後，你現在感覺多累？
>
>   （1表示一點也不累；10表示勉強保持清醒）：
>
>   1 2 3 4 5 6 7 8 9 10

為什麼我要你在**睡前一小時**回答這些問題，而不是等你躺上枕頭？思考這些問題有時會讓你的頭腦變得活躍。提前一小時思考這些問題（大概就可以了，不必太精確）不會對你的答案產生任何影響，但可以防止你意外破壞自己的睡眠。

在下一章的任何其他策略之前。即使我將提出的建議可能各不相同，但在採取任何策略之前，你仍然可以透過以下問題來評估它們的整體效能：

> 1. 你會如何評價現在的能量？
>
>   （1表示最不警醒；10表示最警醒）：
>
>   1 2 3 4 5 6 7 8 9 10
>
> 2. 你現在感覺多平靜？
>
>   （1表示根本不平靜；10表示盡可能放鬆）：
>
>   1 2 3 4 5 6 7 8 9 10
>
> 3. 你覺得自己整體而言多痛／痠／緊（從頭到腳）？
>
>   （1表示一點也不；10表示非常痛苦）：
>
>   1 2 3 4 5 6 7 8 9 10

既然已經把一些因素納入考量，是時候掌控自己的恢復速度和程度了，準備好充電吧！

第十二章
貫徹到底

恢復跟營養與運動密切相關，這三個關鍵因素一起幫助你長時間保持狀態。換句話說，飲食和運動方式會影響恢復情況。某些養分為身體提供自我修復所需，而某些運動則改善血液循環，確保這些養分抵達最被需要的地方——幫助你恢復。但恢復不只如此。

我堅信恢復不該始於表現之後，而該發生在表現的過程。比賽過程中，我就待在場邊，坐在勒布朗的椅子後待命，以便在他每次下場時以用語言或非語言的方式來了解他的狀況和感受，就像F1賽車工程師在比賽期間與車手保持溝通。舉例來說，我想在第三節讓勒布朗開始恢復，把暫停時間做最大利用，在板凳上進行一些能舒緩關節的小事，讓他的身體準備好在比賽的末段衝刺。於是，等到第四節開打，他能夠釋放全力，大殺四方。比賽結束後，我們忙於實施所有必要的舉措，好讓他在隔天達到同樣的表現水準。

現在輪到你考量一些加速恢復的選擇了，透過促進日與夜的恢復過程，延長你的續航力。

這套養生法的規則

一開始聽起來會很簡單，而這正是我想要的：讓你意識到保持在痊癒的狀態之中有多容易，啟動並維持這個過程並不費勁。事實上，正因為聽

起來如此簡單，許多人直接忽視——畢竟，輕鬆且舒服的事不可能有效，對吧？但你不能這樣。反之，你要設法每天遵循這張藍圖：

- **獲得七到八小時的高品質睡眠。**
- **至少使用一種恢復性療法來舒緩肌肉和／或心靈。**
- **每小時至少深呼吸幾次。**

聽起來不太困難，沒錯吧？但認真想想，你何曾在一天內同時完成這三項任務？容我再強調一遍：你何曾獲得充足的睡眠、刻意花時間專注於呼吸，並且透過某種形式的療法來放鬆全身，而且都在同一天？

我就知道。

我敢打賭，這本書的許多讀者——也許你就是其中之一——根本不曾在同一天之內完成這三項任務。就算你是為數不多的幾個人之一，曾完成這個「帽子戲法」，我也敢打賭，儘管這樣做帶來很棒的感覺，你也沒有在隔天重複。也許你並沒有完全意識到每一項恢復舉措如何在幕後默默發力，讓你神清氣爽。

所以，讓我們深入探討這三個元素如何作用，又為什麼至關重要。

獲得七到八小時的高品質睡眠

一夜好眠讓人很舒服，這是有原因的。休息的時候，其他部分正努力確保你在今天盡可能恢復得更強。

睡眠期間，免疫系統終於有時間專心執行各項任務，包括清除病毒和其他病原體。它還會觸發某些物質的釋放，例如T細胞（白血球）以及可以抵禦感染的生長激素。肌肉也利用這段不受干擾的時間一根一根纖維自我修復。此外，充足的睡眠已被證實能顯著減少慢性發炎。當你選擇不睡，不只錯過這一大堆益處，也以嚇人的方式危害長遠的健康。

例如，研究顯示，錯失幾小時的睡眠就會引起發炎。事實上，研究顯示，睡眠不足會提高血液中的白細胞介素-6和C-反應蛋白，兩者都與嚴重的老化問題有關，包括高血壓、心血管問題以及2型糖尿病。從提高血壓到抑制大腦的學習和記憶能力，甚至讓你渴望攝取更多的熱量與糖分，全都已被證實與睡眠不足有關。正因如此，我非常認真看待睡眠。不是有睡就好，而是盡可能獲得最佳的休息。

你每晚在兩種睡眠狀態之間切換：第一種是非快速動眼睡眠（NREM），從入睡後開始，大約持續九十分鐘。第二種是快速動眼睡眠（REM），大部分的夢都是在這種狀態下做的，你的眼睛開始快速移動，你開始抽搐。快速動眼睡眠時間不長，第一次大約持續十分鐘。之後，你的身體開始一次新的睡眠週期，返回大約九十分鐘的非快速動眼睡眠，然後再次進入快速動眼睡眠，這次時間稍長幾分鐘。

但問題是：處於快速動眼睡眠──或「夢眠」──時，身體才會以最佳水準瘠癒自我修復，保持在快速動眼睡眠中的時間愈長，隔天就愈充滿活力且煥然一新。當然，反之亦然，你允許自己睡得愈少，就會經歷愈少次睡眠週期。而且，就算你總是睡滿八個小時，還是有可能錯過。快速動眼睡眠只發生在每次睡眠週期的結尾，所以在夜間被打擾的次數越多，錯過快速動眼睡眠的機率就愈大，因為每次干擾都會讓睡眠週期重新開始（從非快速動眼睡眠開始）。

簡而言之，倘若無法盡可能經歷多次快速動眼睡眠，就無法儘快達到百分之百的恢復──無論身體或情緒上。因此，你要認真看待睡眠。現在我將幫助你更快達到這個狀態，並在這個狀態停留更久，好讓你在夜裡享有更多療癒時間。

最佳隨時睡眠藍圖

陪勒布朗一起南征北討的過程中，我們不斷從一座城市移動到另一座

城市，每個飯店房間都不相同。如果你的目標是良好的睡眠，這種行程會讓多數人發瘋。把頭枕在一個不熟悉的地方，很難放鬆，我相信你在渡假或出差時也經歷過。但當客戶的表現取決於夜間的恢復能力，我不能讓他們體驗任何一晚糟糕的睡眠。

你即將認識我的最佳隨時睡眠藍圖，它能讓勒布朗和其他人更快進入深層的快速動眼睡眠，而且維持更久。每晚實施這套精確的增進睡眠計畫，無論身在何處，他們的身體都能得到所需的恢復和充電。但更好的消息是，當你睡的是自家的床，效果甚至會更好。這張藍圖是這樣運作的：

睡前一小時

- **把所有燈光調至最暗**。黑暗是誘導睡眠之王，所以愈早調暗燈光愈好。在黃昏到就寢時間之間暴露於人工光線下，會顯著抑制褪黑激素的分泌。褪黑激素是大腦松果體在夜間產生的激素，不僅負責調節睡著—醒來的週期，還能幫助降低血壓和體溫。

- **把溫度降至68°F（約20°C）或更低**。我把勒布朗的房間溫度降到這樣，我喜歡在睡前一小時就開始，以防冷卻所需的時間比平時長。為什麼要這麼涼？研究顯示，降低體內核心溫度有助於維持晝夜節律並且提高睡眠品質。

  我知道，有些專家主張你應該把溫度調得更低。有些人認為65°F（約18°C）是最佳溫度，而另一些人建議降至60°F（約16°C）。你可以根據自己的偏好實驗看看，只要溫度不超過68°F即可。

睡前30分鐘

- **關閉所有螢幕：**包括平板電腦、電視，沒錯，還有你的手機。理想情況下，我建議你在睡前一小時（跟我建議你調暗周圍燈光的時間差不多）儘量避免盯著任何螢幕看，但我明白要讓某些人減

少螢幕時間往往難如登天。

很多人把睡前滑手機合理化，以為這樣可以幫助放鬆，但其實是讓自己更興奮。電視、手機和平板電腦發出的光不只會抑制褪黑激素的分泌，還會刺激視網膜內的光感受器，進而讓大腦保持警醒。考量到這一點，我強烈推薦使用WHOOP的抗藍光眼鏡。為了更優質的睡眠，你應該在睡前一個小時左右戴上。

- **只吃輕食**：最理想的狀況下，我希望你在睡前兩到三小時內不要進食，但這有時不切實際。例如，如果你上夜班，可能無法推遲進食，而餓著肚子上床也同樣會干擾睡眠。但假如你非吃不可，至少在睡前三十分鐘不要吃，而且要確保不吃太飽。

我之所以這樣建議，並非因為身體在夜間更容易以脂肪的形式儲存熱量，而是因為消化過程本身就會對你的睡眠品質帶來負面影響。吃得愈飽，身體就被迫分泌愈多胰島素，而這會改變你的晝夜節律。因此，如果非要吃點什麼，輕食是最好的選擇。

就寢時刻

- **攝取250到400毫克的甘氨酸鎂**：為了幫助客戶恢復，我建議他們服用這種超級補充劑，不只在睡前，也在比賽、表演、高強度訓練以及劇烈運動之後。

原因是什麼呢？因為鎂不只能夠支持更好的睡眠，也能夠減少發炎並提升運動表現。鎂甚至被視為一種免疫系統增強劑，因為T細胞需要大量的鎂才能有效運作並消滅體內異常和受感染細胞。然而，我更傾向選擇甘氨酸鎂（鎂和氨基酸甘氨酸的結合），因為我發現純鎂有時會降低食欲並且／或者引起腹瀉。

服用量取決於訓練強度——當天訓練愈辛苦，身體需要愈多鎂來放鬆肌肉並改善睡眠。先從250毫克開始，如果你的消化系統能夠

適應，增加劑量也不會有什麼壞處。
- **飲用6到8盎司的酸櫻桃汁**：味道雖苦，但是值得。益處包括：加速力量恢復，降低血壓，減少劇烈體力活動導致的發炎反應以及氧化壓力。
- **讓臥房全暗**：我一直認為在完全的黑暗中睡覺是很重要的，現在科學也開始理解其中的原因。西北大學范伯格醫學院晝夜節律與睡眠醫學中心的研究發現，光是在微光下（例如眼前擺著關掉聲音的電視）**睡一晚**，就會影響受試者的心血管和葡萄糖調節（簡單來說就是心率和血糖升高），而這兩者都是代謝症候群、心臟病和糖尿病的風險因素。

  倘若有無法關閉的光源──例如外面的路燈，或者比你晚睡的伴侶還在滑手機──那麼可以購入遮光窗簾或眼罩來儘量減少光線。

最後，常有人向我問起褪黑激素。褪黑激素是一種很多人會拿來幫助睡眠的激素補給品。雖然這不是我通常會推薦的東西，因為大腦（尤其是松果體）自然會產生褪黑激素──幫助調節睡眠週期的激素──但如果有人想嘗試，我也不反對，因為研究顯示褪黑激素安全且無成癮性。事實上，褪黑激素已被證明具有其他能協助身體恢復的特性，包括降低皮質醇並且透過提高生長激素來促進細胞再生。然而，正如我所說，這仍然是身體能自行製造的東西，採用我先前提供的一些建議（例如睡前減少盯著螢幕的時間、一早就進行我的活動度訓練、在完全黑暗的房間裡睡覺）將有助於自然增加這種催眠激素。

至少透過一種恢復療法舒緩肌肉以及／或者心靈

每個人都知道「戰或逃」的概念，當你在壓力下被迫做出選擇：要直

面眼前的障礙，還是盡可能遠離？無論你做出什麼決定，選擇拳腳相向還是往反方向加速逃離，都會用到能量，也就是身體需要從其他地方快速調動的能量。

為了做到這件事，身體會立即釋放腎上腺素和皮質醇。皮質醇是腎上腺分泌的壓力激素，能提高血糖和血壓。這兩者讓你得以徵用額外的能量，但在這個過程中，身體會暫時關閉它認為在眼前的危險之中不太重要的功能，包括性欲、消化以及免疫系統。

持續的壓力會讓你持續處於「戰或逃」的狀態。身體不理解讓你焦慮的商業提案並不是一頭劍齒虎。身體不知道一天安排五個孩子的活動並不會威脅性命。身體只是以人類存在以來的方式做出反應，提高你的皮質醇，好讓你有足夠的能量可用──以你的免疫系統為代價。

過高的皮質醇會在短期內引發一系列問題，包括疲勞、高血壓、低性欲、對甜食和高脂食物的渴望、失眠、慢性疼痛、頭痛以及思考和專注的困難，這些還只是冰山一角而已。若不加以控制，壓力引起的高皮質醇已被證實會導致抑鬱、潰瘍、消化問題、慢性背痛、血液凝結和血膽固醇升高、關節炎、心臟病、體重增加，沒錯，還有提早衰老。

好消息是，大部分的情況下，你可以減少身體對壓力的反應（皮質醇的釋放）。然而，等到壓力山大再去應對，如同在發現蛀牙後才去刷牙。正因如此，我偏好預防性措施。要在壓力攻擊你之前就先對它發動攻擊，因為拖得愈久──現在愈推遲事情──壓力就愈有時間把你打倒。

你已經在本書的飲食部分識別並解決一些可能讓你感到壓力的事情。但還有其他方法可以幫助你的身心達到最優質的恢復。利用這些「修復時刻」來改善免疫系統、提振心情、放鬆肌肉、緩解疼痛，並啟動副交感神經系統──身體的「休息與消化」模式──加速恢復。只需每天至少將一個這樣的修復時刻納入日常生活。

按摩

我們對每週一次的「作弊餐」都不陌生，我們會放飛自我，隨心所欲大吃。把按摩視為你的「享受餐」，感覺起來也許放縱，但對恢復和長遠的健康極其重要的療程。

人們往往等到全身疼痛不堪才考慮按摩，但多數運動員不是這樣的，因為他們的工作仰賴體能表現。他們透過定期按摩來預防可能出現的問題，避免因為疼痛和不適而被迫坐在場下。他們在肌肉甚至還沒有準備要緊繃之前就先放鬆。但最重要的是，他們知道按摩的好處遠不止是舒服而已。

除了改善血液循環並減輕肌肉痠痛之外，根據巴克衰老研究所的資料，按摩不僅可以改善關節活動度並減少發炎，還能在細胞層面促進骨骼肌裡新的線粒體生長。這代表按摩可以幫助肌肉在訓練或活動後更快恢復，而且更勝以往。

從心理治療的角度看，如果經濟能力與條件許可，應該找可靠且技術純熟的按摩師。話雖如此，我了解這需要大量時間、金錢和投入，但你還有許多更加方便而且便宜的選擇。你可以與配偶、伴侶或親密好友達成協議，連絡當地的按摩學院，看看有沒有培訓生的免費或優惠按摩，甚至可以詢問你的醫生，看看你是否有任何疾患（如與壓力相關的問題或焦慮）可以由保險支付按摩治療的費用。

倘若上述建議都不可行，那最好的選擇就是自己動手。儘管我不太推薦自己按摩，但你仍可以購入滾筒或按摩槍（如Hyperice Hypervolt或Vyper）來放鬆肌肉並解開氣結。若要以安全簡便的方式對軟組織（肌肉、結締組織、肌腱和韌帶）進行治療按摩，這兩個是目前性價比最高的設備。

冥想

　　我深信冥想的力量，而且不偏好特定的技術。無論你喜歡的是動態冥想（例如太極或瑜伽）、視覺化冥想（在腦海中描繪某個畫面）、漸進式肌肉放鬆冥想（逐步收縮並放鬆肌群）或是咒語冥想（專注於某個特定的詞語、聲音或咒語），都沒有對錯之分。只要這種技術能讓你產生共鳴，並且讓你放鬆，我就鼓勵你堅持下去。

　　然而，我確實最推崇正念冥想，因為大量研究證明有效，而且做法非常簡單。這種冥想不過分講究靈性，只要求你專注於深呼吸，並關注腦中浮現的思緒。

　　正念冥想經證實可以減少慢性疼痛，並大幅降低與壓力相關的血液指標，包括促腎上腺皮質激素（ACTH）和發炎蛋白。這種冥想技術還能顯著提升能量、腦功能，以及決策能力。問題是，倘若沒有正確進行，正念冥想也許會帶來反效果：

- 可以的話，換穿寬鬆舒適的衣服，這樣比較不會分心。
- 找一個不會被打擾的安靜之處。
- 自在坐著。沒有特定的姿勢要求，只要感覺放鬆即可。但應該坐直，以免睡著。
- 考慮設定鬧鈴。不一定非要這樣做，但如果這要避免你因為想知道自己冥想了多久而分心，那就用吧。
- 從舒服的深呼吸開始，專注於腹部和肺部的起伏。
- 當思緒進入腦海，承認它們的存在——不是試圖無視，而是想像它們如雲朵般飄過。
- 起初先堅持五分鐘就好，就算你覺得自己可以冥想更久。隨著感覺愈來愈自在，逐步增加時間，直到能夠撥出一段二十到三十分鐘的時間。

最後一點：就算不能每次都徹底沉浸於當下，也不要責備自己。有些人犯的錯誤是利用冥想時間來思考待辦事項，而非清空心靈。請記住，多數情況下，你在那個時段無法完成待辦清單上的任何事項。能夠幫助你完成那些任務的是，在冥想後擁有更多能量、感覺更少壓力並提高專注力，如果你允許自己妥善進行冥想，自然會體驗到這些益處。

冰療

我必須先講清楚，如果你真的有傷在身，看醫生比從冰箱拿冰塊更重要。我會這樣說是因為多數人只在需要消腫時才會訴諸冰療。如果你沒有受傷，只是經歷運動帶來的一般痠痛，冰療可能會非常有幫助。

冰的神奇之處在於能夠迅速收縮血管，減少肌肉和關節的發炎，從而加速恢復，尤其是在高強度運動之後。你可以採用以下幾種不同的方式：

1. 冰浴：冰浴（也稱為冷水浸泡）是很硬派的，但也不難在家中安全進行：

- 在浴缸注滿約三分之一的冷水。
- 加一層冰塊——目標是達到大約3:1的水冰比例。（幸運的是，冰塊會浮起來，如果不確定比例，可以拿尺幫助自己目測。）
- 檢查溫度——使用泳池溫度計或肉類溫度計來確保水溫不過低。理想的溫度範圍是華氏50到60度。
- 最難的部分來了——泡進去！慢慢入浴，確保完全覆蓋任何感覺發炎的部位。
- 至少堅持十分鐘，但不要超過十五分鐘。

2. 冰敷：可以每天用冰袋對膝蓋、腳踝、背部以及其他關鍵部位做一到兩次冰敷。我喜歡Hyperice的產品，因為它們能良好貼合並且固定於

一些難以冰敷的部位，例如肩膀和下背部。但如果你沒有這些高級設備，或者需要節省成本，也可以採用以下簡便的做法：

- 拿一個中等大小的Ziploc袋，放入冰塊至半滿。
- 在冰敷區域放一條非常薄的洗臉巾或手巾（以防冰袋直接接觸皮膚）。
- 把冰袋放在需要冰敷的部位，然後用Ace繃帶纏繞冰袋（不要太緊，確保冰袋不移動即可）。
- 把冰袋留在該部位十到十五分鐘。
- 在其他問題部位上重複這個過程，每次都換用新的冰袋。

3. 冰桶：我不是要你參加冰桶挑戰。我給客戶的建議是，就算一整天沒有進行太多體能活動，冰敷腳踝和腳部仍是隨時可以做的事。這不僅能給最容易被忽視的部位一些關注，還能冷卻並修復全身。以下是最佳的操作方法：

- 鋪一條厚重的沙灘毛巾（用來吸收可能溢出的水，同時方便自己泡完擦腳）。
- 在紮實的Rubbermaid桶裡裝三分之一冰塊。
- 往桶裡倒冷水。
- 把腳放進桶裡，慢慢下移直到腳底觸碰桶底。
- 雙腳放在桶中，至多十到十五分鐘。

你可能會認為最好在一天的尾聲做這件事，但其實在任何時間冰敷都有益無害。有機會的話，可以在不同時段嘗試，觀察自己在冰敷之後，以及幾個小時之後的感覺。

4. 溫（但絕不燙！）瀉鹽浴： 在重要比賽的前一晚，我會讓勒布朗做大約二十到三十分鐘的溫瀉鹽浴。我不會在比賽當天這麼做，因為肌肉在賽前需要時間來重新補充水分。但在前一晚進行這種浸泡可以有效放鬆他的肌肉，紓緩壓力和疼痛。

可以在高強度體力活動的前一天這樣做嗎？絕對可以。但如果不想影響睡眠，以下是時間允許之下的正確順序：

- 在晚間做瀉鹽浴，大約是睡前一小時。我建議倒入一杯瀉鹽，確保水溫剛好足以溶解鹽晶，但不超過這個溫度。
- 泡二十到三十分鐘，出來，排空浴缸。回浴缸以冷水淋浴，除了沖洗乾淨之外，也降低體內溫度。完成後距離睡覺應該還有大約半小時。

每小時至少深呼吸幾次

是的，幾次深呼吸有助於降低血壓，輸送更多富含能量的氧氣到全身上下，並刺激副交感神經系統，很值得每小時做。但緩慢而專注的呼吸的益處遠不止於紓緩壓力和促進恢復。

最新研究顯示，緩慢而受控的深呼吸能顯著減少疼痛，優化大腦對事物的認知處理，包括感知和情緒，甚至可能透過釋放去甲腎上腺素這種大腦化學訊號來延長維持注意力的時間。每小時深呼吸不僅能讓你獲得這些神奇的好處，還能讓你更自然而然關注平時的呼吸方式，而這正是我的目標。

我希望每小時的深呼吸練習能讓你下意識在一整天之中都進行更深層的橫膈膜呼吸（而非胸式呼吸），以便全天候體驗這些延年益壽的好處。然而，就算養成這樣的習慣需要時間，你仍能透過在一天中不同時段進行更好的呼吸獲益。

第十二章 貫徹到底 253

規則很簡單：把手機設定為每六十分鐘響鈴，每當鈴響，無論你身在何處，遵循以下步驟：

1. 閉上嘴，以鼻子慢慢吸氣（盡可能深吸），數四秒。我要你專注於盡可能以空氣填滿腹部（而非胸部）。我要你的腹部向外擴張，不要受胖或脹的感覺干擾。
2. 屏住呼吸四秒。
3. 以鼻子或嘴巴慢慢吐氣，數四秒。
4. 暫停四秒。
5. 重複以上四個步驟至少四回。

這個被稱為盒式呼吸的4-4-4-4模式（吸氣四秒，屏息四秒，吐氣四秒，暫停四秒）通常是我的首選。然而，另一種同樣有效的技巧是盒式呼吸的變體，我稱之為「4-2-8-2」，具體步驟如下：

1. 以鼻子吸氣，數四秒，儘可能填充並擴張你的腹部。
2. 屏住呼吸兩秒。
3. 嘴巴微張（像吹蠟燭一樣）慢慢吐氣，數八秒——若能更慢更好！理想情況下，你應該儘可能把空氣吐乾淨，直到肺部感覺全空。
4. 暫停兩秒。
5. 重複以上四個步驟六到八回。

無論你選擇4-4-4-4模式還是4-2-8-2模式，都不必精確。理想情況下，畢竟你是用手機每小時提醒自己，以手機的計時器追蹤吸氣、吐氣以及屏息的秒數是個理想選擇。然而，如果當下所處的地方可能會讓你覺得

不自在，就設法在腦中計秒。只要盡可能慢慢做，享受到的好處不會有太大差別。

你完成了！誰會想到讓身體放鬆竟然需要這麼多努力，對吧？但請記住，這正是問題所在：許多人沒有處於最佳的恢復狀態，正是因為他們以為**什麼都不做**就能給身體時間恢復。你已經脫離那個群體了，現在讓我們分析你做過的一切。

第十三章
分析反思

每次比賽或訓練結束後,我都會和勒布朗一起坐下來,探討他身體的感受。我們會檢視肌肉、關節和精神的狀態,了解每個部分的情況,以便評估他在恢復過程中需要什麼。我們找出那些比往常更緊或更痠的部位,但也同樣關注感覺輕盈且準備好再次征戰的部位。為求良好的恢復,不能只關注疼痛之處,也要弄清楚為什麼其他部分不痛。身體的每個部分都是相互連接的,善用這些網路可以將你的恢復狀態提升到一個全新的維度。

1. 與之前相比,你現在感覺如何?

讀到這裡,你應該已經明白慣例。是時候反思我在第十一章要求你做的評估了,從睡眠開始:

一覺醒來,我希望你反思我要求你在睡前一小時思考的四個問題:

1. 你今天在身體上多努力?
2. 你今天在心理上多努力?
3. 你感受到多少壓力?
4. 你現在感覺多累?

容我之後再深究前兩個問題,因為眼前最重要的是你在休息一整夜之

後的感覺。

壓力水準：顯然，這個數字愈低，你在昨晚經歷良好深層睡眠的機率就愈大。反之，倘若這個數字比昨晚更高，我希望你思考原因。如果你此刻就已經因為某種原因開始感到壓力，最有可能的來源是即將要面對的一天。問題是，你能不能在今天做些什麼來減少明天睡醒時的壓力？例如，也許你感到壓力是因為：

- 你太晚起床。（如果是這樣，就確保明天不會重蹈覆轍。）
- 你將有非常忙亂的一天。（如果是這樣，原本可以規劃得更好嗎？如果可以，下次就做出更完善的規劃。）
- 你有一個無法立即解決的問題。（我理解某些生活狀況超出我們的控制範圍，但有沒有辦法改善或至少減少──些許都好──這種情況對你造成的影響？）

我想表達的是，一早起床時，你不一定預知當天可能從意想不到的地方殺出來的程咬金，那些艱難險阻會迅速把糟糕的早晨變成更糟糕的下午。這代表你腦中唯一該考慮的（並讓你感到壓力的）事情是你已經意識到的，也就是你眼前的情況以及你也許可以處理的問題。

問題在於：假如你一早醒來就感到壓力，你的大腦不只在那一刻想著那些問題，你很可能在睡覺的時候也持續擔心這些問題。縱使這些壓力源沒有阻止你正常入睡，它們仍可能擾亂你的晝夜節律，並減短你的快速動眼睡眠。

正因如此，我要你認真反思這兩組數字（睡前和醒來），並提醒自己，睡前困擾你的事情可能會影響睡眠品質。設法在白天控制這些壓力源，進而降低壓力值。

疲倦：顯然，理想的數字是1──如果達不到0的話。睡眠的目的就

是讓你不累！然而，假如這個數字因為某個原因而較高，而且那似乎是持續存在的問題，就代表你需要在生活中做出改變，我將在下一章全盤討論。

身心靈的努力：我要你反思這些數字有幾個原因：

- **它指出暫時的問題：**度過在職場上全力以赴的一天、修剪後院的樹木，連續兩場擔任孩子足球比賽的教練——任何明顯比平時更多活動的日子——都可能讓你的身體到了隔天仍感覺疲憊，儘管你得到七到八小時完美的高品質睡眠。在這種情況下，如果你在醒來時感覺疲憊，我不希望你自責，以為自己做錯了什麼。
- **它指出潛在的問題：**反觀，如果你在前一天沒有進行任何艱難的體力或腦力活動，但仍在七到八小時的睡眠後感到精神不振，代表有些問題存在，我真心希望你認真考慮我即將提出的幾個建議。

嘗試第十二章的其他策略後——我另外要求你在每小時進行的幾次深呼吸之前，以及在使用任何紓緩肌肉／心靈的恢復療法（按摩、冥想、冰療、溫瀉鹽浴）之前思考以下幾個問題：

- 你如何評價自己的能量？
- 你現在感覺多平靜？
- 你整體上（從頭到腳）有多痛／痠／緊繃？

能量與平靜：這些數字的變化其實取決於你。上述任何干預措施都可能讓你感覺更有活力、更平靜、更安寧（這也可以被詮釋為能量降低）或者難以衡量。沒有錯誤的答案，以上都是完全可以接受的。但我希望你注

意到任何差異，以便理解每種策略對自身能量與福祉的影響。

痛／痠／緊繃：雖然從頭到腳的「疼痛檢查」通常不適用於深呼吸，我希望你在選用任何恢復療法之後誠實評估當下的感受。事實上，不同的療法對不同的人有不同的效果，但無論如何，這個數字應該有所下降。倘若沒有下降，你可能需要檢視自己是否正確執行這些技術。

2. 什麼讓你更上一層樓？

比起關注飲食或每天做活動度訓練，我堅信這些促進恢復的措施所需的努力可能比較少，但這並不代表你不能讓它們變得更容易達成。

氛圍：儘管我的促進恢復措施各不相同，但全都需要你感到舒適，而你的周遭環境在這方面起著巨大作用。若對所處空間不滿意，就無法安然入睡、深層呼吸，或讓身體完全放鬆。回想自己感覺最舒服的時候，想想周遭是否有任何特定的東西幫助你感覺更放鬆。

準備：你可能以為這些策略——睡眠、冥想、按摩——不需要太多準備，但其實不然。如果手邊擁有一切所需就能減少壓力，並讓事情更容易完成，例如確保穿著舒適的衣服冥想或睡覺，或在冰箱備足冰塊，就承認這些幫助的重要性，並儘量養成這樣的習慣。

接受：許多人很難認真對待這些促進恢復措施，因為看起來不需努力。但如果你不是這樣想，而是相信你能從中獲得更多益處的原因之一，就是因為完全認可這些修復策略對延年益壽的重要性毫不亞於飲食和訓練，那麼我希望你不只繼續保持這樣的心態，還能以這種態度應對其他策略。

3. 什麼阻礙了成功？

正如我之前所說，我的促進恢復措施——幫助身體自我修復的簡單策略——不需要太多努力，但的確需要你的投入。因此，假如你不能定期進行這些活動，那麼你需要反思阻礙自己享有長久健康的因素是什麼。

外部意見：我不會撒謊，有些人可能會認為你即將做的事情是頹廢、可疑，或沒有意義的。你是否因為同事或朋友在場而沒有停下來深呼吸一分鐘？你是否為了不當家裡第一個說晚安的人而沒能早睡？你是否擔心別人如果知道你每週預約按摩會怎麼想？

你是這樣嗎？ 如果因為擔心別人的看法而影響自己的行為，害你不能有效或及時進行這些活動——或更糟的是甚至完全不做——不如把責任推到我身上吧。我說真的。拿出這本書，指名我要求你做這些事情的逐條理由。這些策略既非無效，也不是放縱。反之，它們共同構築了一系列經過驗證的基本技術，不僅能改善並延長健康和產能，而且是**你的**健康和產能。你的「支柱」都不該反對。如果其中有人反對，那也許你該思索一下該把誰繼續留在身邊。

分心：嘈雜的環境是否讓你無法冥想或入睡？你的一天是否混亂到讓自己忘記預備某種療法或每小時深呼吸？

你是這樣嗎？ 好消息是：你可以透過更好的計畫來預防這類干擾。我的高效客戶每天都分身乏術，同時在旅途中承受陌生環境與分心。然而，他們仍設法找到執行這些策略的時間，因為他們明白這些策略有益於健康、活動度與長壽。他們不指望分散注意力的事情不會發生，他們承認眼前的問題以及潛在的問題，以利迅速大事化小，小事化無。

錯置優先順序：為了更快而且更有效的恢復，你必須把恢復——把自己——放在優先順序的首位。但有時候，說比做容易。因為你可能會覺得這些策略很自私。其他時候，你可能不經意做出一些「你以為」能把自己

放在優先的事，但實際上卻讓自己落在最後。

你是這樣嗎？我們每天都會做一些基本上無法為生活加分的事，沒有關係。我們有時候就是需要狂追某部劇、心不在焉盯著手機螢幕，或者做一些看似沒有任何好處、不鼓舞人心，也不會帶來進展的事，這些時刻還是有存在的必要。然而，當這種狀態頻繁到你的一整天都被沒價值的活動填滿，就成了問題。

從現在起，你要把自己放在第一優先，而且不為此感到一絲愧疚。你要反思所有「對待」自己的方式，並檢視每一種方式的價值。簡而言之，當你想到阻止自己在一天中優先考慮這些策略的因素，你要自問它會「助你前行」還是「扯你後腿」。

第十四章

精益求精

恭喜，你已經抵達這本書的尾聲。但把促進恢復措施納入生活，而且正在加速痊癒，並不代表任務完成。事實上，還需要注意很多可能幫助或妨礙恢復的事情。在最後這一章，我們要重新思考並調整日常生活的某些面向，以利最大限度促進痊癒。

你是否訓練過度？

有些人難以理解的是，就算某件事對你有益，也不代表多多益善。假如把自己逼得太緊，會對中樞神經系統帶來過度的負荷，阻礙身體進行適當的痊癒和恢復，尤其是當過度訓練帶來一些不是那麼舒服的症狀，例如：

- 食欲不振或其他消化問題
- 持續的關節疼痛（以及／或者肌肉痠痛）
- 體能表現逐漸地以及／或者急劇地下滑
- 感染、受傷或感冒的頻率提高
- 焦慮不安以及／或者難以入眠
- 慢性疲勞（儘管有足夠的睡眠）
- 焦慮、抑鬱以及／或者情緒波動

身體透過這些過度訓練的跡象來叫你放慢腳步。首先要注意兩點：

1. 我設計的活動度訓練適合每日進行，理應不會造成過度訓練。但那些我看不到的額外活動——馬拉松訓練、在職場、體育競技或庭院裡太過操勞，不管是什麼——可能減低身體痊癒的效率。

   諷刺的是，我的活動度訓練有時確實會導致過度訓練，因為它打開了新的大門。客戶會注意到自己的體能表現有了顯著的改善，從而追求以前無法實現的更高階體能活動——我完全支持這件事。關鍵是確保不要太操，以至於無法快速恢復。畢竟，每個人都有各自的極限。

2. 先觀察一週。如果你只進行了幾天的新活動，這些症狀的成因不太可能是過度訓練。事實上，當你讓身體適應不習慣的節奏，有時會出現類似過度訓練的感覺。也許是因為你已經好一段時間沒有運動、正在嘗試新的重訓計畫，或者學習從未接觸的運動。然而，倘若這些不良反應在一週之後依然存在，你就必須檢視是否讓身體太過操勞。

那麼，**如何從一開始就防止這種情況發生？**好消息是，我這套訓練應該有助於避免一些常見的過度訓練原因：營養不良、壓力和缺乏睡眠。然而，你仍可能以其他方式讓肌肉和中樞神經系統負荷過度。預防這種情況，並讓身體保持修復狀態的最佳方法就是中庸之道：

超過300分鐘就要小心了。科學研究明確指出，每週進行150到300分鐘的適量體育活動能有效預防幾乎所有你能想到的疾病，如糖尿病、癌症、心血管疾病和肥胖。但是，超過300分鐘之後，健康效益會遞減，所以除非你參與的運動競技或體育活動需要極高訓練量，盡量不要超出這個界限。

附註：你可能認為每天走一萬步很容易就超過300分鐘——你想得沒錯。然而，按照傳統方式走（也就是以正常速度在大致平坦的表面上行走），一萬步通常被視為低強度的訓練形式，理應不會造成過度訓練。

給自己充足的恢復時間。每週至少休息一天（最好兩天），避免訓練或任何中等強度的活動。如果你定期做重量訓練，每週不要針對同一肌群進行超過兩次的強度訓練。理想情況下，每個肌群應該休息四十八到七十二小時，尤其在任何高強度的阻力訓練之後。

不確定的話，就在早餐前量脈搏。每個人的身體都不一樣，會讓你經歷過度訓練症狀的因素對其他人也許毫無影響。然而，無論你的身體對訓練的耐受度如何，有一個判斷自己是否過度訓練的快速方法。

開始任何新訓練之前，養成起床後立刻量脈搏的習慣。記下這個數值，接著繼續每日測量，尤其在高強度訓練的次日早晨。如果這個數值比最初記錄的基準數值高出八次或更多，請給身體一個休息日，以利其痊癒並恢復活力。

原因如下：當體能變得愈好，隨著心血管健康改善，靜止心率通常會愈低。然而，當你因為訓練或活動而讓身體太操，靜止血壓自然會升高，但很快就會回穩至正常水準。給自己施加壓力，身體就會這樣反應。然而，當你把自己逼得太緊而沒有足夠時間恢復，靜止血壓就沒有機會回穩，於是較長時間保持升高狀態。這種反應性的升高狀態是不健康的，但卻是一個很好的信號，告訴你需要休息——前提是你願意聽從身體的指示。

永遠不拒絕小睡

顯然，對於勒布朗來說沒有任何的公式。當全世界都注視著你的場上表現——當你需要在一般人就寢前幾個小時展現最佳狀態——不能把任何事情交給運氣。勒布朗的賽前準備最早從晚上六或七點開始，這為他預留

了必要時的午睡時間。

他沒有特定的午睡長度，只是傾聽身體對額外睡眠的需求（在每晚的睡眠之外）。也許他某天午睡二十分鐘，隔天則午睡兩小時，取決於他的行程以及先前的運動強度。透過長期的經驗，他了解**自己身體的需要**以及**需要的時候**。

至於其他客戶，包括你在內，我推薦一套變通的策略，畢竟勒布朗的身體素質以及他對身體的要求不能與普通人相提並論。我建議（在需要的時候）午睡十到三十分鐘，最好一吃完午餐就睡。這樣一來，你不只會在午睡後的一天更加神清氣爽，研究也顯示短時間的小睡能有效緩解壓力並增強免疫系統，顯著提高記憶力，甚至減緩大腦因為老化而萎縮的速度。

以下是幾個簡單的基本原則：

1. 不要超過三十分鐘——超過30分鐘的午睡可能讓你晚上更不容易入眠。假如午睡後仍感疲倦，可以用冷水潑臉來驅散睏意。
2. 盡量避免在下午兩點後午睡——多數睡眠專家同意下午兩點是午睡的最後期限。這個時間之後的小睡可能影響當晚的快速動眼睡眠。

強化一切

強化睡眠

<u>增加重量</u>。我非常喜歡使用加重毯，因為有鎮靜作用。它們其實模仿一種深層觸覺療法（想想被包裹的嬰兒），可以緩解焦慮並幫助你更快入睡。事實上，研究顯示，失眠患者在使用加重毯時，失眠的嚴重度減輕，睡眠品質改善，白天也比較不嗜睡。不想馬上入手一個？那就在身上多蓋

幾條毯子，自製一種便宜的版本。

換床單！不只因為媽媽叫你這樣做。如果你發現自己睡醒時流著汗，更要常換。理想情況下，你應該睡在透氣材料（如Coolmax、竹纖維、天然亞麻、聚酯纖維或棉）製成的床單上，這些材料能將汗水從皮膚上吸走。並且常洗床單。根據國家睡眠基金會的統計，大約四分之三的人表示，當床單散發出清新乾淨的氣味，他們會睡得更好。

以其他方式降溫。如果睡覺時溫度降不下來，或想要實驗不同的降溫方式，可以試試其他選項，例如涼感枕頭或床墊。或者，嘗試一些更便宜的自製選項，例如：

- 把枕套放進冰箱冷凍
- 開風扇（冬天也一樣）
- 睡前喝冰水
- 在頸後放置冰袋

提早計畫，但不要在床上計畫。在床上思考隔天需要完成的任務只會讓你擔心那些當下根本無法做的事，讓自己更難入睡。反之，有意識的在**睡前兩小時**列出明日待辦事項清單。這麼做可能在那一刻帶來壓力，但你會把自己放在一個更適合思考的位置，甚至可能在當晚就解決一些明日的任務，如此一來，等到上床的時候，這些事情就不會再佔據你的思緒。

避免尼古丁和酒精。有些人以為抽菸喝酒能幫助他們放鬆，但這不只會讓你難以入眠並保持睡著，還會抑制快速動眼睡眠，讓你經歷更少深度睡眠，因此減少身體的自我修復。

規律作息。身體在幕後依賴一個晝夜生理時鐘來調節你在二十四小時內的疲勞或警醒。若按時作息，它能出色運作，但當你在一週內不規律就寢，就會打亂自然睡眠週期。為了保持這個內部時鐘的順暢運行（並幫助

你享有更多快速動眼睡眠），祕訣是堅守固定的作息時間，不只工作日，週末也要，就算你忍不住要晚睡並在隔天賴床。

由於我的所有客戶都經常跨越時區——但無論睡眠週期如何被干擾，他們仍需拿出顛峰表現——我常被問到是否有穩定晝夜節律的快捷方法，除了白天的午睡以及減少夜間光線之外。我總會提出最簡單有效的建議：提前準備。

我的客戶都會提早知道自己預計要前往哪裡（哪個時區），正因如此，我建議他們盡可能提前幾天為每個時區做準備。也就是說，如果他們知道自己將要飛往一個時間比現在所處時區早或晚兩到三小時的地方（一個小時的差異通常不會帶來太大干擾），我會建議他們在飛行前幾天開始**逐日調整一小時睡眠時間**，以適應即將造訪的時區（前提是不影響眼前的事務）。

舉例來說，如果他們通常十點就寢，而他們要前往的地方時間快兩個小時（從西往東飛），我會建議他們在飛行前一、兩天開始九點就寢，並提早一小時起床。如果時間晚兩個小時（從東往西飛），我會建議他們十一點左右就寢，並晚起一小時。若遇上三小時的時差，我會要他們在出發前兩、三天開始這個過程，第一天調整一個小時的就寢時間（和起床時間），隔天再調整兩個小時。

這個技巧對我的客戶來說總是可行或萬無一失嗎？並不總是如此，尤其考量到他們在城市與城市之間非常緊湊的行程。但對於多數人來說，提前幾天為自己做準備就足以保持晝夜節律，讓自我修復不因出差而停止。

強化恢復療法

經常混搭。雖然堅持選用同一位按摩師，因為他上一次按得很好，或堅持冥想，不考慮我建議的其他選項，是方便又有吸引力的作法。然而，我想要你盡可能認真探索不同療法。例如：

- 如果你一直接受深層組織按摩，不妨嘗試其他形式，如點穴按摩、運動按摩、瑞典按摩、熱石按摩、芳香療法、足底按摩、泰式按摩或指壓按摩等。
- 在定下一種冰敷方法之前，先把所有方法試過一輪。
- 儘管我很喜歡正念冥想，但請你盡可能嘗試各種不同形式。

我之所以這樣建議，是因為就算某種特定療法對你有神效，每種療法都有其獨特益處。即使有些形式可能不像你愛用的療法那樣有效，你也可以透過交替使用不同版本來獲取更廣泛的益處。

與自己連接。我有時會把一種叫做漸進式肌肉放鬆法的技術應用於冥想，有助於讓身體更加放鬆。這種方法一點都不難，但需要你從頭到腳依次收緊並放鬆每個部位。

練習時可以選擇坐著或平躺。首先，從繃緊腳趾開始（緊，但不要太緊），保持至少五到六秒鐘，然後放鬆十五到二十秒鐘，重複幾回。接著一路向上，把同樣的技術應用於小腿、大腿、臀部、下背部、腹部、上背部、胸部、肱二頭肌、肱三頭肌、前臂、手指、肩膀，最後在頸部結束。

強化呼吸

忘記每小時一次的規則。每隔六十分鐘進行深呼吸絕非鐵則。事實上，這是這本書中你唯一可以隨心所欲多做的技術，所以盡情嘗試吧。你可以試著每隔三十、二十，甚至十分鐘做一次，也可以每次坐下、聽別人講話，或完成某項任務時就有意識地深呼吸。一天之中深呼吸的頻率愈高，體驗到的益處就愈多，也愈有可能將其化為無意識的習慣。

每當負面情緒出現就做。什麼意思呢？一旦意識到自己正在經歷負面的情緒或感覺——比如焦慮、憂鬱、憤怒、挫折或自我懷疑——任何你覺

得對當前情境毫無幫助的反應，我希望你停下手邊的事，開始深呼吸。

這不僅為了激發副交感神經反應，促進放鬆和恢復，當你養成在情緒波動中立刻深呼吸的習慣，就會強迫自己暫時從觸發情緒的事情中抽離。有時候，暫時離開某個情境就足以減少這件事對心態的影響，讓你看清問題的真實大小（也許比想像中要小）。

拉長呼吸。我提供了兩種放慢呼吸的方法——4-4-4-4 或 4-2-8-2——但隨著愈來愈頻繁深呼吸，你可能會注意到自己甚至可以讓呼吸變得更慢。若是這樣，請務必這麼做。

這些秒數並非什麼魔法數字。吸氣和吐氣的秒數背後沒有特定的科學。這些數字只是幫助你關注呼吸節奏，讓你放慢速度。但隨著你的肺和橫膈膜逐漸習慣吸入更多富含氧氣的空氣，如果能夠延長這些秒數，比如進一步放慢到 5-5-5-5 或 6-6-6-6 的節奏，或者採用 5-3-9-3 或 6-4-10-4 的節奏，放手去做吧。只要感覺舒服，呼吸愈慢，從每一口氣獲取的益處就愈多。

尾聲

你讀完了這本指南，但這不是終點——這是全新旅程的起點。

我希望你在遵循我的法門時記住：假如書中的某些概念、原則或方法看起來不太尋常或不合傳統，我希望你為了長遠的健康相信這趟正念與責任的過程。我無法得知你過往曾試過哪些計畫，但請相信這些技巧不是為了出書而任意拼湊的。每一個策略、建議和技巧都為更大的目標而相輔相成。就算你目前無法看出這一切如何連接起來，很快就能親身體驗，前提是乖乖沿著我為你鋪設的路徑前行。

我想以這些話語收尾：我有幸與許多站在各自領域顛峰的頂尖人物共

事，而他們都有一個共同點：打從一開始就相信成就偉大的可能性。現在，輪到你了，我會陪你一起走上通往偉大的道路。出發吧！

附錄

二十七種運動的名稱與圖片

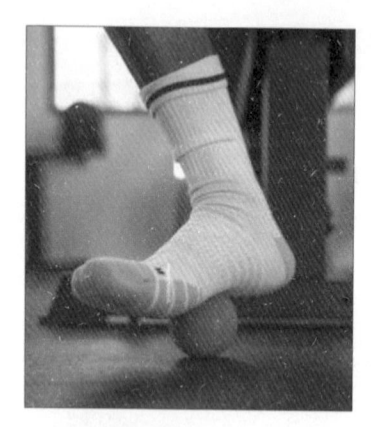

1. 足底筋膜伸展

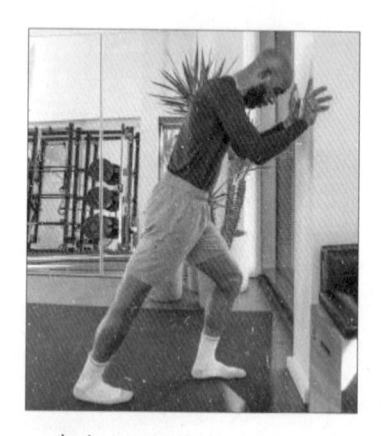

2. 靠牆站立拉筋

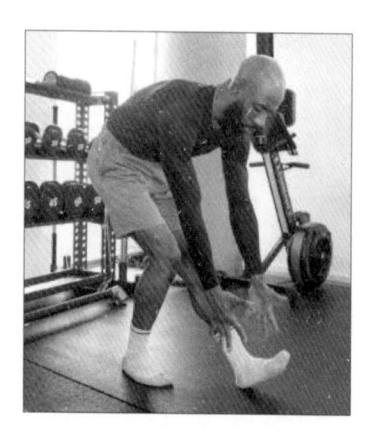

3a. 站立膕繩肌和神經滑動拉筋

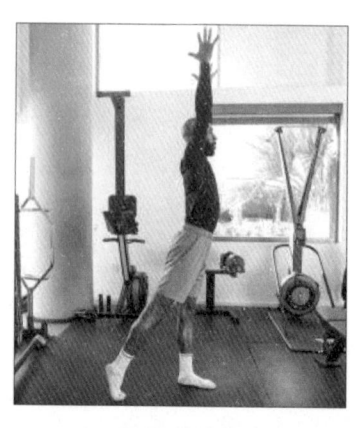

3b. 站立膕繩肌和神經滑動拉筋

第十四章 致謝 271

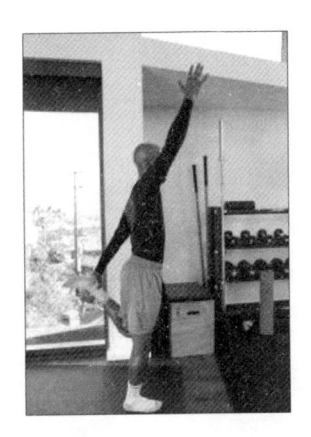

4. 股四頭肌交替拉筋

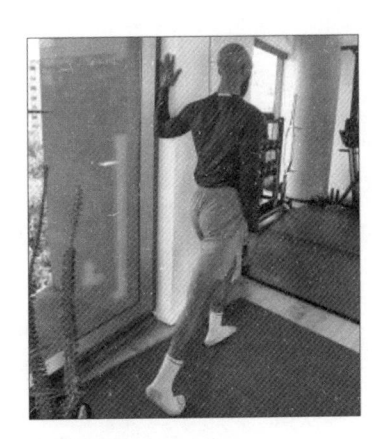

5a. 單臂胸肌伸展

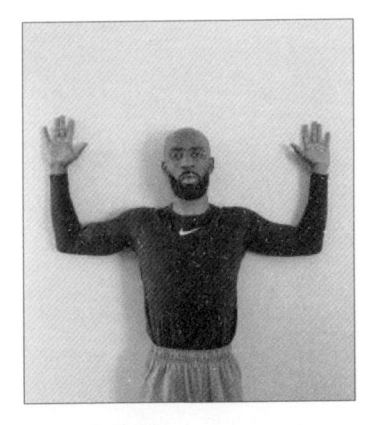

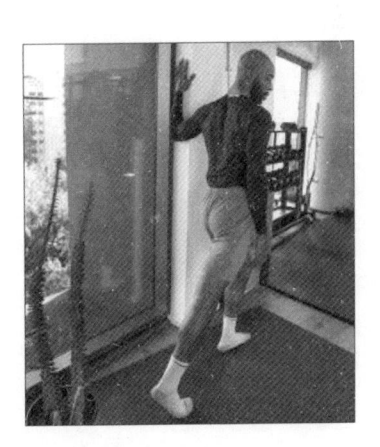

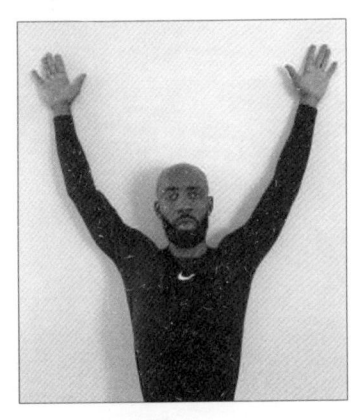

5b. 單臂胸肌伸展

6a. 天使伸展

6b. 天使伸展

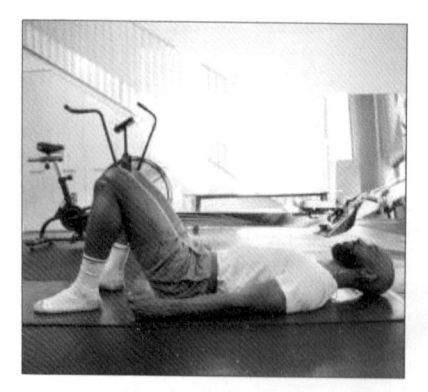

7a. 地面行軍

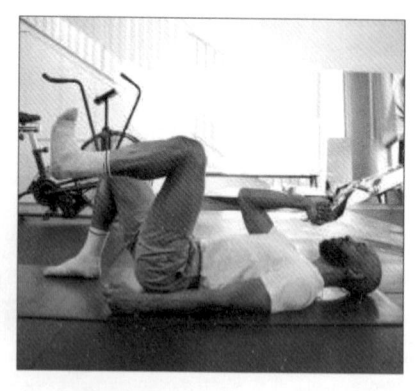

7b. 地面行軍

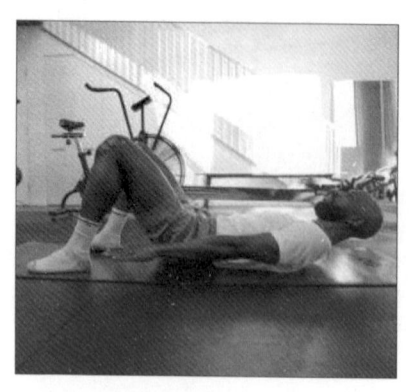

8a. 地面皮拉提斯100

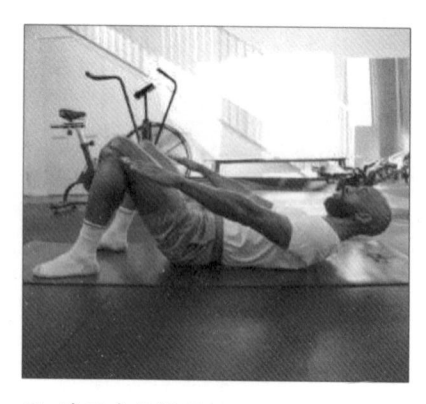

8b. 地面皮拉提斯100

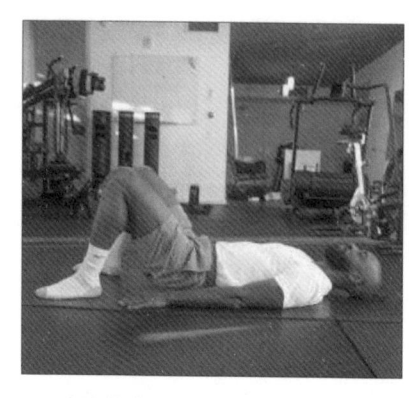

9a. 屈膝橋式

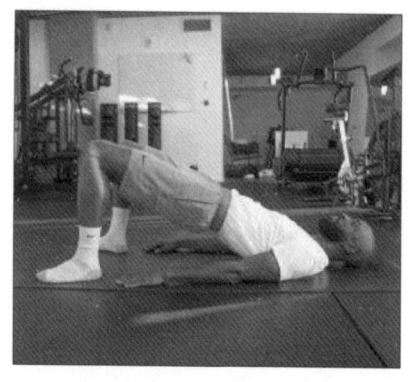

9b. 屈膝橋式

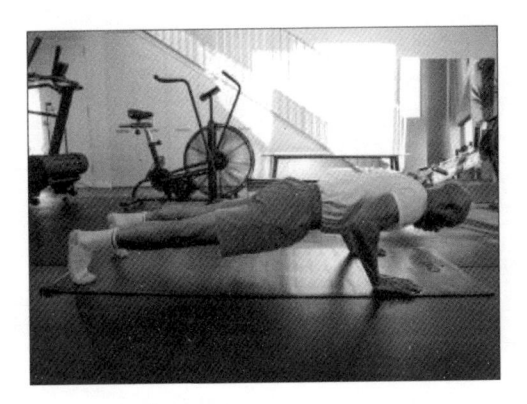

10. 伏地挺身

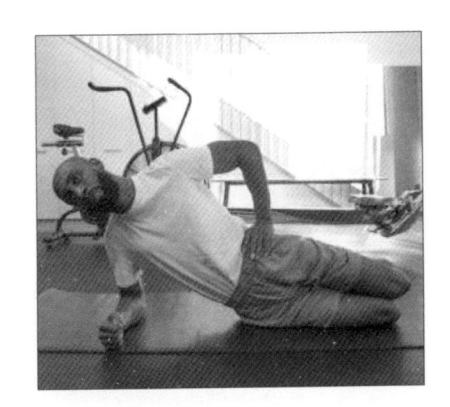

11a. 屈膝側棒式

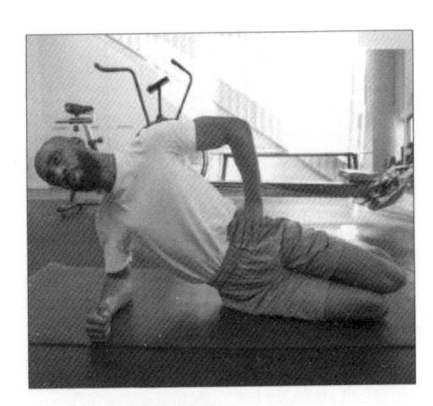

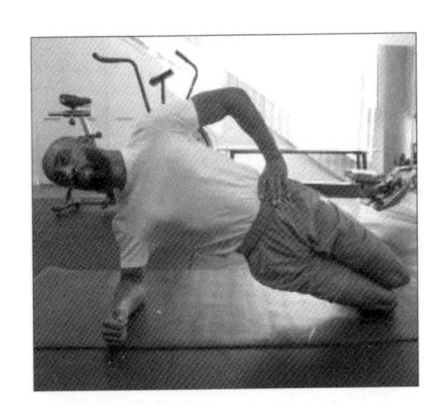

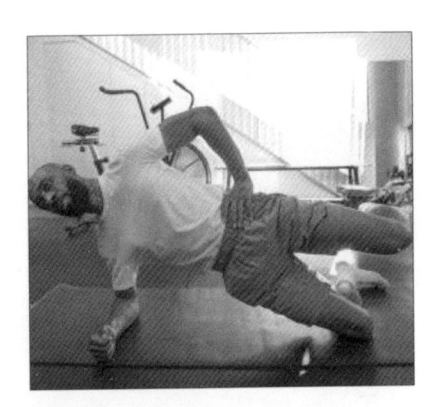

11b. 屈膝側棒式

12a. 側棒式抬腿

12b. 側棒式抬腿

274　顛峰體能

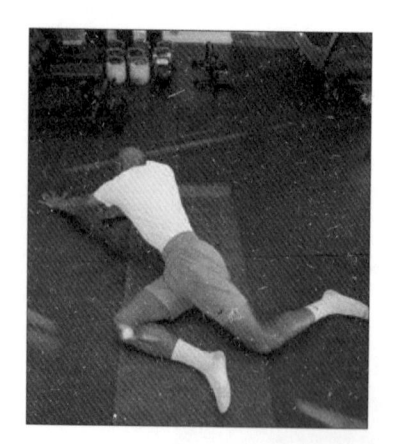

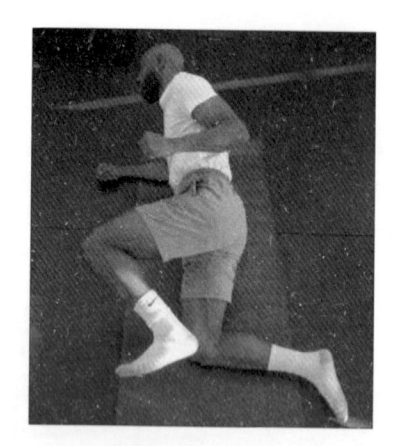

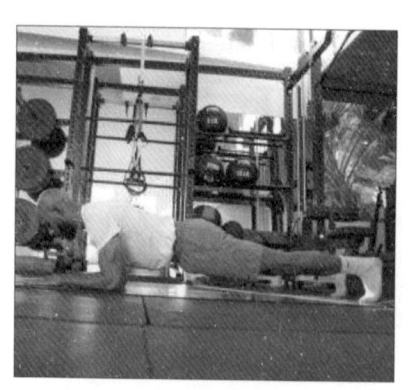

13a. 側棒式行軍

13b. 側棒式行軍

14. 傳統棒式

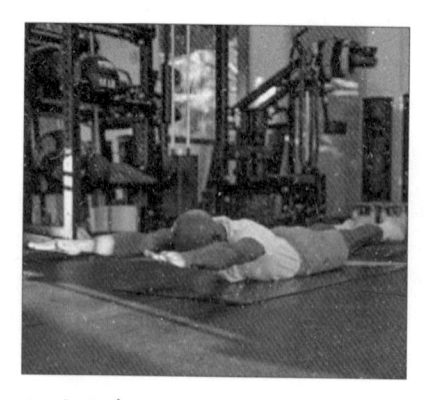

15. 超人式

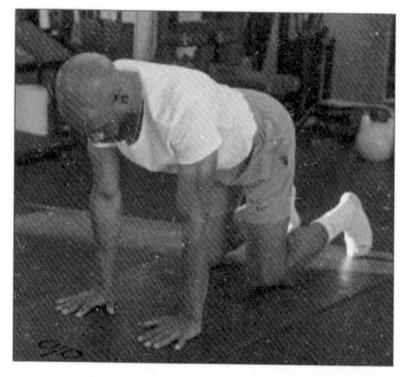

16a. 交替抬臂／腿

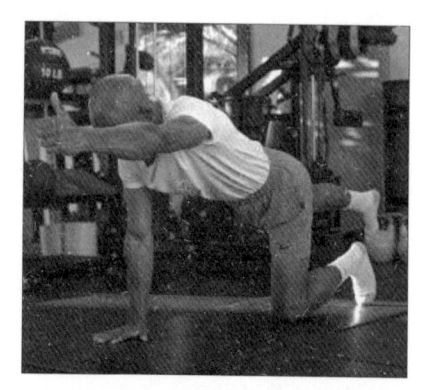

16b. 交替抬臂／腿

第十四章　致謝　275

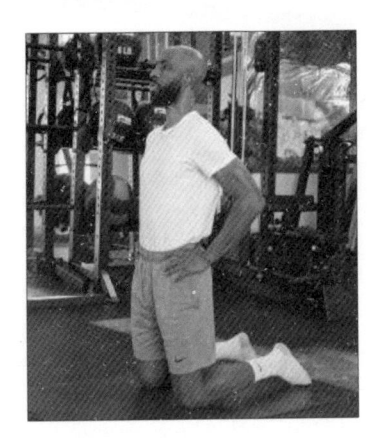

17a. 跪姿髖關節鉸鏈

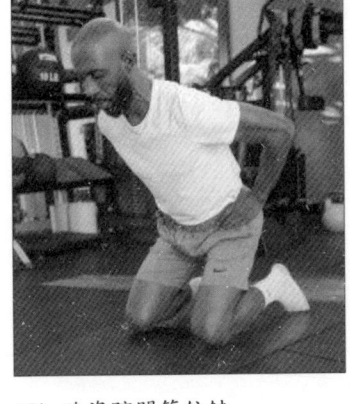

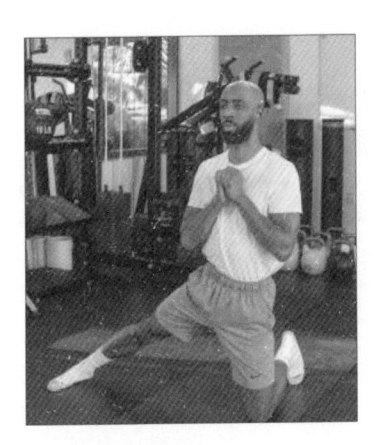

17b. 跪姿髖關節鉸鏈

18a. 單腿髖關節鉸鏈

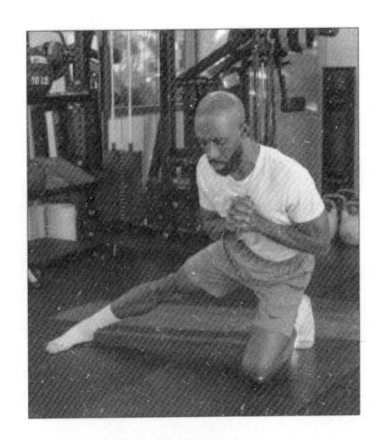

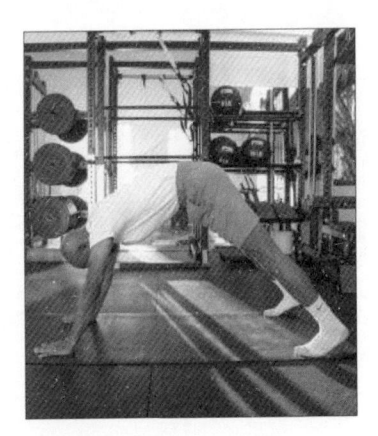

18b. 單腿髖關節鉸鏈

19a. 觸踝下犬式

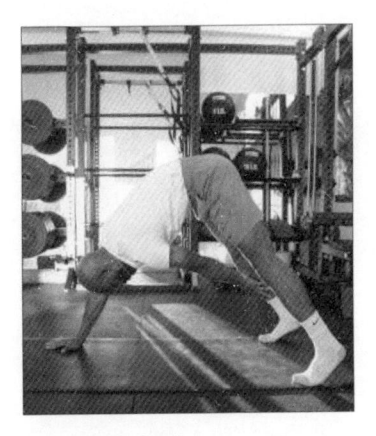

19b. 觸踝下犬式

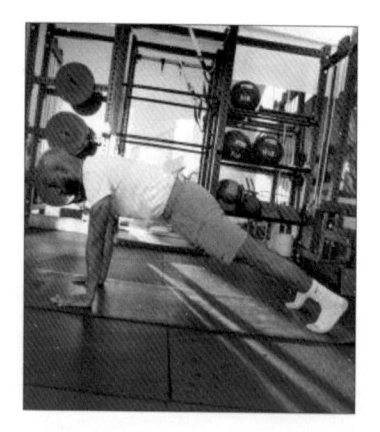

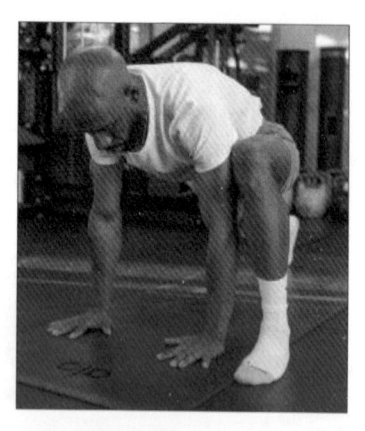

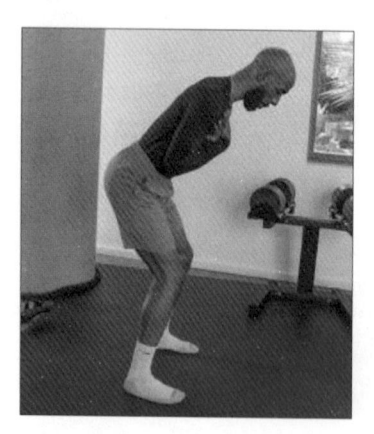

20a. 蜘蛛人伸展　　　　　　　　20b. 蜘蛛人伸展

21. 站姿骨盆傾斜

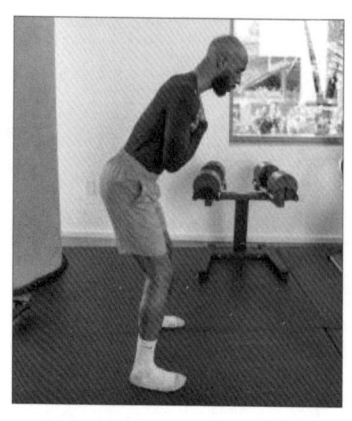

22a. 胸椎旋轉　　　　　　　　22b. 胸椎旋轉

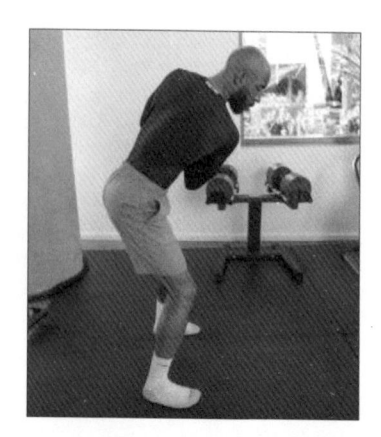

第十四章 致謝 277

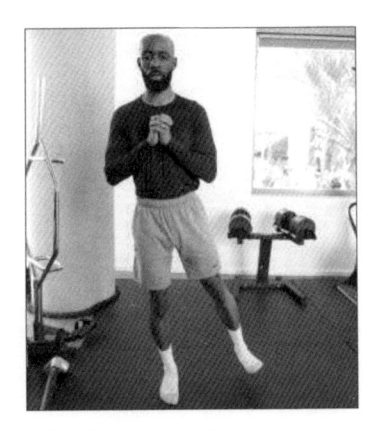

23a. 單腿平衡擺盪

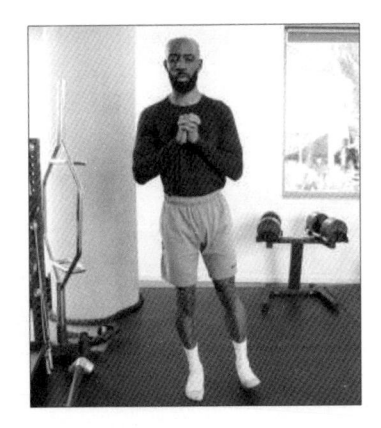

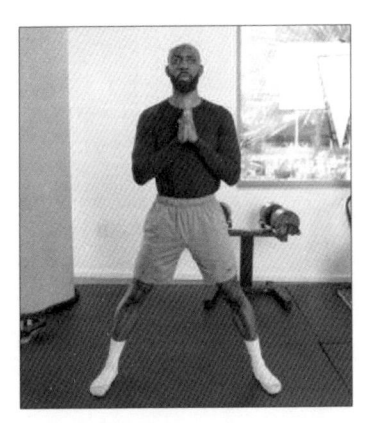

23b. 單腿平衡擺盪

24a. 相撲側蹲

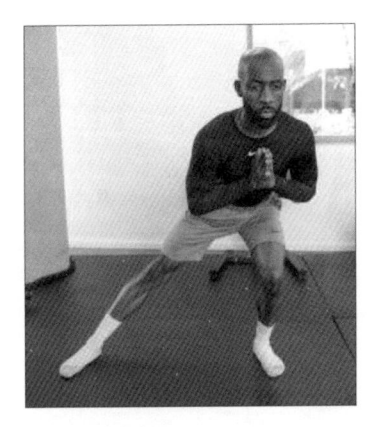

24b. 相撲側蹲

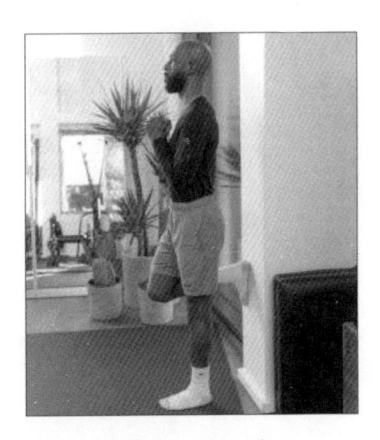

25a. 分腿等長收縮牆蹲

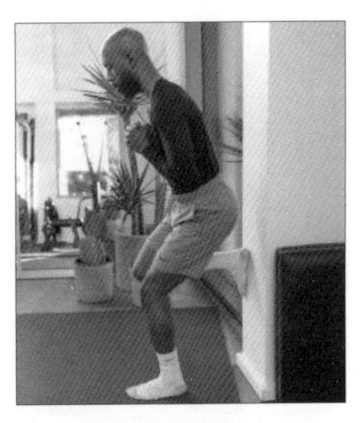

25b. 分腿等長收縮牆蹲

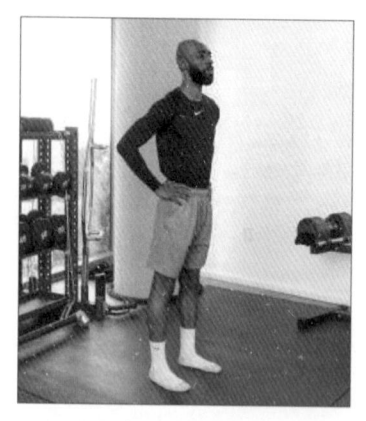

26a. 單腿羅馬尼亞硬舉（RDL）   26b. 單腿羅馬尼亞硬舉（RDL）

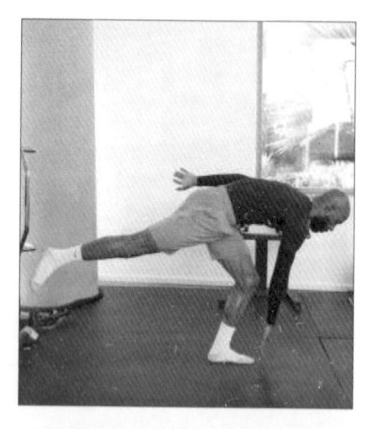

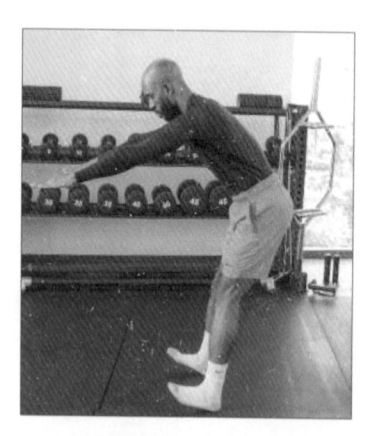

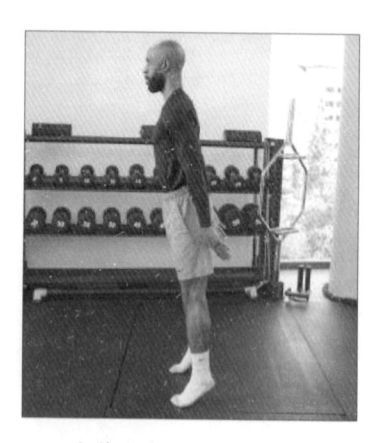

27a. 火箭啟動   27b. 火箭啟動

更多補充：

致謝

這樣一個計畫的創作過程絕非單憑一己之力。終其一生，我有幸從一些偉大的人身上學習並與他們為伴。正是因為有了這些不可思議的夥伴，本書才能問世……

- Fara Leff，感謝你和 Klutch 大家庭，一切源於你多年前在辦公室說的那句「嘿，你應該寫一本書。」
- Byrd 和 UTA 的朋友們對我的理解和支持讓這個計畫得以實現。
- Nick 和 HarperCollins 出版團隊看到這個計畫的潛力，然後全力以赴！
- Kevin Marryshow 博士、Darrell Ann、Vinny 和 Roy——實現這個夢想背後的團隊！謝謝你們。
- 人稱「原始飲食主廚」的瑪莉主廚——對於你在營養方面的建議和指導，我永懷感激！感謝你把知識分享給為我和《顛峰體能》的讀者！
- Myatt Murphy，沒有你就沒有《顛峰體能》。假如沒有你的耐心、指導，以及對完美的無盡追求，這個計畫根本無法實現。你把我對於人體表現的想法和理念打包成能讓世界產生共鳴的東西。你是職業好手中的職業好手，兄弟！謝謝！！

給勒布朗‧詹姆斯：

2004年，你將健康和友情託付給這個來自德州布朗斯維爾的年輕人，我想結果對我們兩人來說都是成功的。能與你並肩作戰二十年，一起重新定義運動訓練以及續航力，這是絕對的榮耀與特權！你是史上最偉大的球員！你本身就是藍圖！我永遠愛你和你的家人！謝謝你！

給邁爾斯‧加勒特：

NFL年度最佳防守球員！我們的旅程才剛開始──只觸及你未來偉大成就的冰山一角。在美式足球場上一起前行的同時，感謝你、Shey以及加勒特家的信任和友情。

給亞瑟小子：

你就是永恆長春的定義。我們的旅程始於2021年，那個夏天，我們向偉大的拉斯維加斯展現所謂的偉大。在創紀錄的第五十八屆超級盃之後，NFL中場表演從此有了新的地位！「我們大放異彩！」永遠感激你的信任！

- 我從過去到現在的教練、運動訓練師、醫生、重訓教練、物理治療師和裝備經理，感謝你們教會了我「正確的方式」……
  ◎Jim Lancaster、Keith Jones和Mark Pfeil──謝謝你們！
  ◎Stan、Geo和Cobra──謝謝你們！
- NBATA和NBSCA為我們提供發展的平台與資源，我會永遠心存感激。
- 提姆和麥可喬丹，謝謝你打開芝加哥HOOPS籃球館的大門，讓我見證偉大。

- 里奧格蘭德山谷和南德州的朋友和家人，家永遠是家！希望我的旅程能激勵人們勇敢追求並實現最高的目標——就算面對逆境。
- GC兄弟們，謝謝你們在大學期間以及畢業之後一直充當我的小白鼠！愛你們！
- 媽媽、JC和Luis，感謝你們在旅程的起伏中給我無條件的愛和支持，這對我來說意義重大。愛你們。
- Heather、Malcolm和Monica，你們的犧牲最大，把丈夫和爸爸分享給世界上最偉大的運動員和演藝巨星——每天！無論多少榮譽加身，你們才是我最大的成就！謝謝你們的愛、理解和耐心。我知道這不容易。你們就是我的GOATs！

參考文獻

CHAPTER 4: Follow It Through

1. J. P. Chen, G. C. Chen, X. P. Wang, L. Qin, Y. Bai. Dietary Fiber and Metabolic Syndrome: A Meta-Analysis and Review of Related Mechanisms. *Nutrients,* 2017; 10(1):24. Published 2017 Dec. 26. doi: 10.3390/nu10010024.

2. A. Reynolds, J. Mann, J. Cummings, N. Winter, E. Mete, L. Te Morenga. Carbohydrate Quality and Human Health: A Series of Systematic Reviews and Meta-Analyses. *The Lancet,* 2019 Feb. 2; 393(10170):434–445. Epub 2019 Jan. 10. doi: 10.1016/S0140-6736(18)31809-9.

3. S. McGuire. Scientific Report of the 2015 Dietary Guidelines Advisory Committee. Washington, DC: US Departments of Agriculture and Health and Human Services, 2015. *Advances in Nutrition,* 2016; 7(1):202–204. Published 2016 Jan. 7. doi: 10.3945/an.115.011684.

CHAPTER 6: Rebuild It Better

1. Natalia I. Dmitrieva, Alessandro Gagarin, Delong Liu, Colin O. Wu, Manfred Boehm. Middle-Age High Normal Serum Sodium as a Risk Factor for Accelerated Biological Aging, Chronic Diseases, and Premature Mortality. *eBioMedicine,* 2023; 87:104404. doi: 10.1016/j.ebiom.2022.104404.

2. Yuan-Ting Lo, Yu-Hung Chang, Mark L. Wahlqvist, Han-Bin Huang, Meei-Shyuan Lee. Spending on Vegetable and Fruit Consumption Could Reduce All-Cause Mortality Among Older Adults. *Nutrition Journal,* 2012; 11:113. Published online 2012 Dec. 19. doi: 10.1186/1475-2891-11-113.

CHAPTER 10: Rebuild It Better

1. Farzane Saeidifard, Jose R. Medina-Inojosa, Marta Supervia, Thomas P. Olson, Virend K. Somers, Patricia J. Erwin, Francisco Lopez-Jimenez. Differences of Energy Expenditure While Sitting Versus Standing: A Systematic Review and Meta-Analysis. *European Journal of Preventive Cardiology,* 2018; 25(5):522–538. doi: 10.1177/2047487317752186.

2. L. Yang, C. Cao, E. D. Kantor, et al. Trends in Sedentary Behavior Among the US Population, 2001–2016. *JAMA,* 2019; 321(16):1587–1597. doi: 10.1001/jama.2019.3636.

3. Long H. Nguyen, Po-Hong Liu, Xiaobin Zheng, NaNa Keum, et al. Sedentary Behaviors, TV Viewing Time, and Risk of Young-Onset Colorectal Cancer. *JNCI Cancer Spectrum,* 2018; 2(4). doi: 10.1093/jncics/pky073.

4. University of California–Los Angeles. Sitting Is Bad for Your Brain—Not Just Your Metabolism or Heart: Thinning in Brain Regions Important for Memory Linked to Sedentary Habits. *ScienceDaily,* 2018 Apr. 12. Retrieved May 6, 2019, www.sciencedaily.com/releases/2018/04/180412141014.htm.

5. A. H. Shadyab, C. A. Macera, R. A. Shaffer, S. Jain, et al. Associations of Accelerometer-Measured and Self-Reported Sedentary Time with Leukocyte Telomere Length in Older Women. *American Journal of Epidemiology,* 2017 Feb. 1; 185(3):172–184. doi: 10.1093/aje/kww196.

6. M. L. Larouche, S. L. Mullane, M. J. L. Toledo, M. A. Pereira, J. L. Huberty, B. E. Ainsworth, M. P. Buman. Using Point-of-Choice Prompts to Reduce Sedentary Behavior in Sit-Stand Workstation Users. *Frontiers in Public Health,* 2018 Nov. 21; 6:323. doi: 10.3389/fpubh.2018.00323.

7. T. A. Lakka, D. E. Laaksonen. Physical Activity in Prevention and Treatment of the Metabolic Syndrome. *Applied Physiology, Nutrition, and Metabolism,* 2007 Feb.; 32(1):76–88.

8. Ian Janssen, Valerie Carson, I-Min Lee, Peter T. Katzmarzyk, Steven N. Blair. Years of Life Gained Due to Leisure-Time Physical Activity in the U.S. *American Journal of Preventive Medicine,* 2013. doi: 10.1016/j.amepre.2012.09.056.

9. M. Iwane, M. Arita, S. Tomimoto, O. Satani, M. Matsumoto, K. Miyashita, I. Nishio. Walking 10,000 Steps/Day or More Reduces Blood Pressure and Sympathetic Nerve Activity in Mild Essential Hypertension. *Hypertension Research,* 2000 Nov.; 23(6):573–580.

10. C. H. Yang, D. E. Conroy. Momentary Negative Affect Is Lower During Mindful Movement Than While Sitting: An Experience Sampling Study. *Psychology of Sport and Exercise,* 2018; 37:109–116. doi: 10.1016/j.psychsport.2018.05.003.

CHAPTER 12: Follow It Through

1. Luciana Besedovsky, Stoyan Dimitrov, Jan Born, Tanja Lange. Nocturnal Sleep Uniformly Reduces Numbers of Different T-Cell Subsets in the Blood of Healthy Men. *American Journal of Physiology—Regulatory, Integrative and Comparative Physiology,* 2016; 311(4): R637.

2. *Elsevier.* Loss of Sleep, Even for a Single Night, Increases Inflammation in the Body. *ScienceDaily,* 2008 Sept. 4. www.sciencedaily.com/releases/2008/09/080902075211.htm.

3. M. R. Irwin, R. Olmstead, J. E. Carroll. Sleep Disturbance, Sleep Duration, and Inflammation: A Systematic Review and Meta-Analysis of Cohort Studies and Experimental Sleep Deprivation. *Biological Psychiatry,* 2016 July 1; 80(1):40–52. doi: 10.1016/j.biopsych.2015.05.014.

4. Radiological Society of North America. Short-Term Sleep Deprivation Affects Heart Function. *ScienceDaily,* 2016 Dec. 2.

5. Graham H. Diering, Raja S. Nirujogi, Richard H. Roth, Paul F. Worley, Akhilesh Pandey, Richard L. Huganir. Homer1a Drives Homeostatic Scaling-Down of Excitatory Synapses During Sleep, *Science,* 2017 Feb. 2; 355(6324):511–515..

6. H. K. Al Khatib, S. V. Harding, J. Darzi, G. K. Pot. The Effects of Partial Sleep Deprivation on Energy Balance: A Systematic Review and Meta-Analysis. *European Journal of Clinical Nutrition,* 2016 Nov. 2.

7. Aric A. Prather, Cindy W. Leung, Nancy E. Adler, Lorrene Ritchie, Barbara Laraia, Elissa S. Epel. Short and Sweet: Associations Between Self-Reported Sleep Duration and Sugar-Sweetened Beverage Consumption Among Adults in the United States. *Sleep Health,* 2016.

8. Jonas Lötscher, Adrià-Arnau Martí i Líndez, Nicole Kirchhammer, Elisabetta Cribioli, et al. Magnesium Sensing via LFA-1 Regulates CD8 T Cell Effector Function. *Cell,* 2022. doi: 10.1016/j.cell.2021.12.039.

9. L. A. Te Morenga, A. J. Howatson, R. M. Jones, J. Mann. Dietary Sugars and Cardiometabolic Risk: Systematic Review and Meta-Analyses of Randomized Controlled Trials of the Effects on Blood Pressure and Lipids. *American Journal of Clinical Nutrition,* 2014; 100(1):65. doi: 10.3945/ajcn.113.081521.

10. G. Howatson, M. P. McHugh, J. A. Hill, et al. Influence of Tart Cherry Juice on Indices of Recovery Following Marathon Running. *Scandinavian Journal of Medicine and Science in Sports,* 2009. doi: 10.1111/j.1600-0838.2009.01005.x.

11. Ivy C. Mason, Daniela Grimaldi, Kathryn J. Reid, et al. Light Exposure During Sleep Impairs Cardiometabolic Function. *Proceedings of the National Academy of Sciences,* 2022; 119(12). doi: 10.1073/pnas.2113290119.

12. Nina C. Franklin, Mohamed M. Ali, Austin T. Robinson, Edita Norkeviciute, Shane A. Phillips. Massage Therapy Restores Peripheral Vascular Function following Exertion. *Archives of Physical Medicine and Rehabilitation,* 2014. doi: 10.1016/j.apmr.2014.02.007.

13. J. D. Crane, D. I. Ogborn, C. Cupido, S. Melov, et al. Massage Therapy Attenuates Inflammatory Signaling After Exercise-Induced Muscle Damage. *Science Translational Medicine,* 2012; 4(119):119ra13. doi: 10.1126/scitranslmed.3002882.

14. Cynthia Marske, Samantha Shah, Aaron Chavira, Caleb Hedberg, et al. Mindfulness-Based Stress Reduction in the Management of Chronic Pain and Its Comorbid Depression. *The Journal of the American Osteopathic Association*, 2020; 120(9):575. doi: 10.7556/jaoa.2020.096.

15. Kimberley Luu, Peter A. Hall. Examining the Acute Effects of Hatha Yoga and Mindfulness Meditation on Executive Function and Mood. *Mindfulness*, 2016; 8(4):873. doi: 10.1007/s12671-016-0661-2.

16. A. C. Hafenbrack, Z. Kinias, S. G. Barsade. Debiasing the Mind Through Meditation: Mindfulness and the Sunk-Cost Bias. *Psychological Science*, 2013; 25(2):369. doi: 10.1177/0956797613503853.

17. S. Pooley, O. Spendiff, M. Allen, H. J. Moir. Comparative Efficacy of Active Recovery and Cold Water Immersion as Post-Match Recovery Interventions in Elite Youth Soccer. *Journal of Sports Sciences*, 2020 June; 38(11–12):1423–1431. Epub 2019 Aug. 28. doi: 10.1080/02640414.2019.1660448.

18. Micah Allen, Somogy Varga, Detlef H. Heck. Respiratory Rhythms of the Predictive Mind. *Psychological Review*, 2022. doi: 10.1037/rev0000391.

19. Michael Christopher Melnychuk, Paul M. Dockree, Redmond G. O'Connell, Peter R. Murphy, Joshua H. Balsters, Ian H. Robertson. Coupling of Respiration and Attention via the Locus Coeruleus: Effects of Meditation and Pranayama. *Psychophysiology*, 2018; e13091. doi: 10.1111/psyp.13091.

CHAPTER 14: Rebuild It Better

1. W. L. Haskell, I. M. Lee, R. R. Pate, et al. Physical Activity and Public Health: Updated Recommendation for Adults from the American College of Sports Medicine and the American Heart Association. *Medicine & Science in Sports & Exercise*, 2007 Aug.; 39(8):1423–1434.

2. T. M. Eijsvogels, P. D. Thompson. Exercise Is Medicine: At Any Dose? *JAMA*, 2015 Nov. 10; 314(18):1915–1916. doi: 10.1001/jama.2015.10858.

3. Brice Faraut, Samir Nakib, Catherine Drogou, Maxime Elbaz, et al. Napping Reverses the Salivary Interleukin-6 and Urinary Norepinephrine Changes Induced by Sleep Restriction. *The Journal of Clinical Endocrinology & Metabolism*, 2015; 100(3):E416–426. doi: 10.1210/jc.2014-2566.

4. Sara Studte, Emma Bridger, Axel Mecklinger. Nap Sleep Preserves Associative but Not Item Memory Performance. *Neurobiology of Learning and Memory*, 2015; 120: 84. doi: 10.1016/j.nlm.2015.02.012.

5. Valentina Paz, Hassan S. Dashti, Victoria Garfield. Is There an Association Between Daytime Napping, Cognitive Function, and Brain Volume? A Mendelian

Randomization Study in the UK Biobank. *Sleep Health*, 2023. doi: 10.1016/j.sleh.2023.05.002.

6. Bodil Ekholm, Stefan Spulber, Mats Adler. A Randomized Controlled Study of Weighted Chain Blankets for Insomnia in Psychiatric Disorders. *Journal of Clinical Sleep Medicine*, 2020; 16(9):1567.doi: 10.5664/jcsm.8636.

Strength & Conditioning 018

顛峰體能

作　　者	邁克・曼西亞斯（Mike Mancias）
譯　　者	蔡世偉

總 編 輯	簡欣彥
副總編輯	簡伯儒
責任編輯	梁燕樵
行銷企劃	黃怡婷
封面設計	FE
內頁排版	新鑫電腦排版工作室

出　　版	堡壘文化有限公司
發　　行	遠足文化事業股份有限公司（讀書共和國出版集團）
地　　址	231 新北市新店區民權路 108-3 號 8 樓
電　　話	02-22181417
E m a i l	service@bookrep.com.tw
網　　址	http://www.bookrep.com.tw
法律顧問	華洋法律事務所　蘇文生律師
印　　製	韋懋實業有限公司
初版一刷	2025 年 4 月
定　　價	480 元
ISBN	978-626-7506-77-6
EISBN	9786267506752（EPUB）
	9786267506769（PDF）

著作權所有・翻印必究 All Rights Reserved.
特別聲明：有關本書中的言論內容，不代表本公司／出版集團之立場與意見，文責由作者自行承擔。

This translation published by arrangement with United Talent Agency, LLC, through The Grayhawk Agency.
Traditional Chinese edition copyright:
2025 Infortress Publishing Ltd.
All rights reserved.

國家圖書館出版品預行編目資料

顛峰體能／ Mike Mancias 著．蔡世偉 譯 – 初版 . – 新北市：堡壘文化有限公司出版：
遠足文化事業股份有限公司發行, 2025.04
288 面；17×23 公分 . --（Strength & Conditioning；18）
譯自：Game Plan
ISBN 978-626-7506-77-6（平裝）

1. CST: 運動員　2. CST: 運動健康　3. CST: 健康飲食

411.71　　　　　　　　　　　　　　　　　114003069